Gerhard Bruns

Die bedrohte Gesundheit-

Ich helfe mir selbst!

Grundlage für dieses Buch war mein Vortrag, der beim

Butjadinger Forum Naturheilkunde und Medizin

gehalten wurde.

Das Forum besteht seit 2003

(www.butjadinger-forum-naturheilkunde.de)

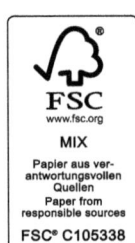

Gerhard Bruns, Heilpraktiker, Dipl. Ing.

Die bedrohte Gesundheit

Ich helfe mir selbst!

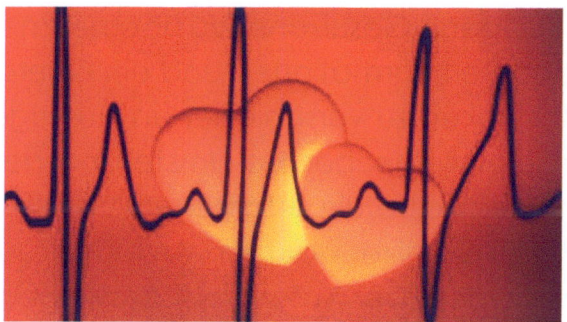

Impressum

© 2018

Herstellung und Verlag:
BoD – Books on Demand, Norderstedt
ISBN **9783752891744**

© Gerhard Bruns

Haftungsausschluss:

Die Aussagen in diesem Buch basieren auf dem Wissen und den praktischen Erfahrungen des Autors. Das Buch wurde nach bestem Wissen und Gewissen erarbeitet und stützt sich auf die angegebene Fachliteratur. Im Vortrag sind Verkürzungen unvermeidlich. Im Zweifelsfall ist in der angegebenen Literatur nachzulesen. Es soll angeregt werden, selbst Verantwortung für die eigene Gesundheit zu übernehmen. Dazu gehören insbesondere Informationen und ein Querchecken. Im Zweifel, bei Bedenken zu verschiedenen Aussagen oder bei Kurreaktionen, die allein schon bei Umstellung des Lebensstils eintreten könnten, sollte ein erfahrener Arzt, am besten ein Mayr-Arzt, ein Heilpraktiker oder ein Arzt für Naturheilverfahren konsultiert werden. Der Autor weist deswegen darauf hin, dass er für Selbstbehandlungen keine Haftung übernehmen kann.

1. Auflage September 2018

Inhalt

Einleitung

Nach 15 Jahren Butjadinger Forum Naturheilkunde und Medizin über das Thema
Die bedrohte Gesundheit

zu sprechen und zu schreiben, könnte ein Eingeständnis sein, dass das Forum mit seinen 87 Vorträgen seit 2003 nicht viel bewirkt hat.

Zumindest gesundheitspolitisch, in der Tat, das muss man sagen, hat sich aus Sicht der Naturheilkunde und auch aus Sicht einer ganzheitlichen Medizin nicht viel in Deutschland verbessert. In der Schweiz ist das Gegenteil der Fall.

Dort gibt es einen erleichterten Zugang zur Komplementärmedizin für alle: Das war das Ziel des Verfassungsartikels, für den sich die Schweizer Stimmberechtigten 2009 ausgesprochen hatten. Ab dem 1. August 2017 werden über die Krankenpflegeversicherung obligatorisch folgende Leistungen aus den Bereichen:

- Traditionelle Chinesische Medizin
- Pflanzenheilkunde
- Homöopathie
- Anthroposophische Medizin

im Rahmen der gesetzlichen Grundversicherung übernommen.

In Deutschland werden Naturheilverfahren dagegen verdrängt, sie werden zu einem großen Teil nicht mehr anerkannt und kaum noch bezahlt, nicht einmal von allen Privatkassen.

Zahlreiche mittelständische Firmen, die homöopathische Arzneimittel hergestellt hatten, sind verschwunden oder sind abgewandert ins Ausland.

Zum Beispiel die Firma Horvi, die sogenannten Reintoxine herstellt. Reintoxine sind aus Schlangengift hergestellte Homöopathika. Die

Reintoxine, die vielen Menschen nachweislich helfen, können nur noch über die Niederlande bezogen werden, jedoch nicht unter der Rubrik Arzneimittel. Damit sind sie von vorneherein nicht erstattungsfähig.

Naturheilverfahren und Naturheilmittel sind demnach in der Bevölkerung nach wie vor sehr beliebt. Rund 22 Mio. Deutsche legen großen Wert auf sie, rd. 33 Mio. tun das nicht.

Wenn man bedenkt, dass die Kosten der Naturheilverfahren bei uns zum größten Teil nicht von Krankenkassen erstattet werden, muss man Deutschland im Vergleich zur Schweiz als eine „naturheilkundliche" Wüste bezeichnen.

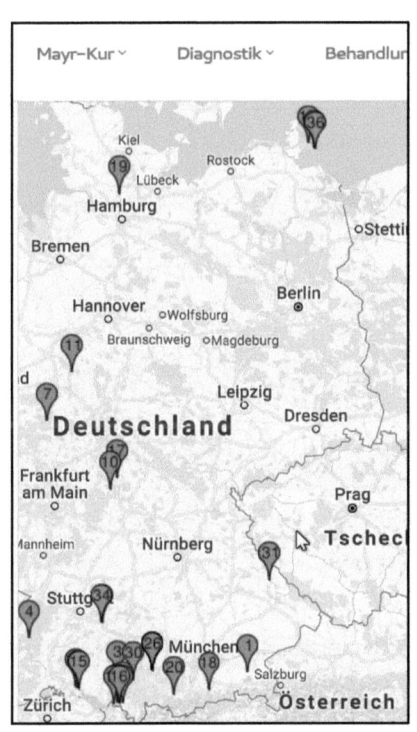

Davon abgesehen, besteht, was Naturheilkunde angeht, nach meiner Recherche, in Deutschland ein starkes Nord-Südgefälle. Über die Möglichkeiten in Deutschland z.B. eine Mayr Therapie zu machen, kann ich das aus der Abbildung erkennen. So findet man in Norddeutschland nur eine Möglichkeit auf Rügen, im Umkreis von 500 km von Baden-Württemberg jedoch unzählige Mayr Ärzte bzw. Kliniken.

Beim Butjadinger Forum wurde mehrmals auch über die Dr. Xaver Mayr Diagnostik und Therapie gesprochen. Wegen der Wirksamkeit und der kaum für jedermann bezahlbaren Methode, hatte ich eine milde Selbsthilfemethode entwickelt und auch veröffentlicht.

Dr. Holger Wehner, Leiter der gisunt-Klinik in Wilhelmshaven, betonte hier beim Forum: es gibt nur eine Medizin. Das ist theoretisch absolut richtig und einsichtig und, die gisunt-Klinik ist nicht nur eine Klinik für integrative Medizin, sondern sie arbeitet tatsächlich integrativ, besonders in der Krebstherapie.

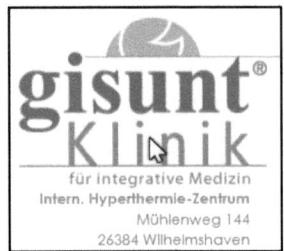

Ansonsten sind wir Deutschen, vor allem in Norddeutschland, noch sehr weit entfernt vom Anspruch einer ganzheitlichen Medizin.

Dabei haben immer mehr Menschen inzwischen eine kritische Einstellung gegenüber der einseitigen Schulmedizin.

Viele Schulmediziner machen sogar aus ihrer Abneigung z.B. ge-

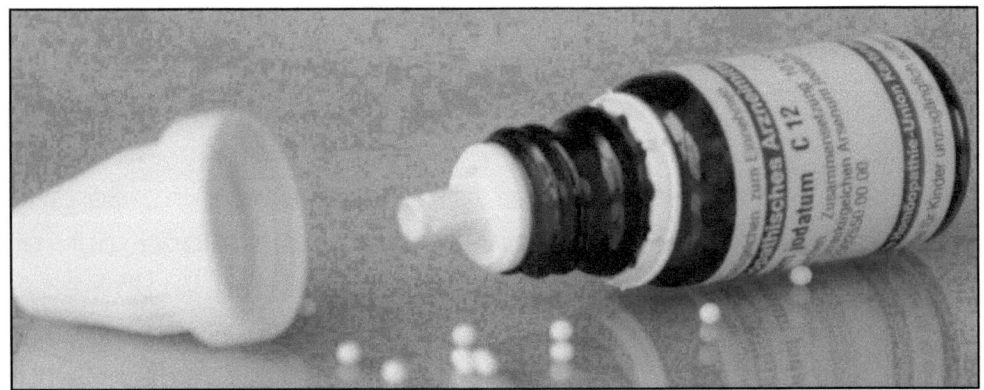

genüber der Homöopathie in öffentlichen Gesprächen, aber auch gegenüber ihren Patienten kein Hehl.

Der Tenor ist oft gleich: „Was keine Nebenwirkung hat, wirkt auch nicht.". Da Homöopathika keine Nebenwirkungen haben, wirken sie also auch nicht, so die weitverbreitete schulmedizinische Auffassung.

Wenn Homöopathie eben doch mal gut geholfen hatte, dann, so die Reaktion der Schulmedizin, seien dies Placebo-Effekte.

Diese Argumentation ist deswegen schon dumm, weil
1. mir zum Beispiel eine Placebo-Heilung immer noch lieber ist als eine schnell wirkende Antibiose mit einer Zerstörung meiner natürlichen Darmflora und
2. ein Tierarzt, der z.B. eine Kuh behandelt mit nichten in irgendeiner Weise das Verhalten seiner Kuh-Patientin Placebo-mäßig beeinflussen kann.

Wie erfolgreich homöopathische Tiermedizin sein kann, hat Frau Dr. Frauke Nieber beim Butjadinger Forum beeindruckend vorgetragen.

Ich verstehe im Übrigen nicht die Hybris, nicht die Selbstüberschätzung vieler Schulmediziner, wenn sie über Homöopathie und Naturheilverfahren negativ urteilen.

> Wenn homöopathische Globuli nach medizinischer Lehrmeinung nicht wirksam sind, dann kann man sie doch gefahrlos mit der Standardtherapie vereinen und schauen, zum Wohle des Patienten, wie diese Therapiekombination wirkt.

Oder hat die Schulmedizin und die mit ihr eng verbundene chemische Arzneimittel-Industrie Angst davor, dass viele einfache Krankheiten allein schon mit Naturheilmitteln und Naturheilverfahren zu kurieren sind, oft in Selbsthilfe?

Es wäre ein guter Beitrag der Schulmedizin, die Bevölkerung aufzufordern, sich mit Naturheilverfahren zu beschäftigen, um viele

Bagatellerkranken selbst zu behandeln.

Zuvor könnten die Schulmediziner bei ihren eigenen Kollegen, den Ärzten für Naturheilverfahren hospitieren, damit sie wissen, was sie ihren Patienten zur naturheilkundlichen Selbstbehandlung mit auf den Weg geben.

Das würde die Kosten des Gesundheitswesens sehr entlasten und der Gesundheit weiter Bevölkerungskreise dienen, davon sind Dr. Marlene Laturnus als Ärztin und ich als Naturheilkundler nach 15 Jahren des Butjadinger Forum Naturheilkunde und Medizin mehr denn je überzeugt.

Uns beiden, als Gründer des Forums vor 15 Jahren lag daran, im Spannungsfeld zwischen Schulmedizin und Naturheilkunde Wege aufzuzeigen, durch die man die körpereigenen Heilungsinstrumente wirksam durch Selbsthilfe stärken kann.

Aus gesundheitlicher, wie auch aus Sicht der Medizin müsste es doch auf der Hand liegen, es zunächst mit einer Stärkung der körpereigenen Selbstheilungskräfte zu versuchen, bevor mit Antibiotika „geballert" wird.

Die körpereigenen Heilungsinstrumente in Gang zu setzen, das geht nur mit Naturheilverfahren. Sanfte Reize fachen das Immunsystem an, Antibiotika schädigen es letztlich.

Antibiotika haben bisher fast immer bei bakteriellen Erkrankungen schnell geholfen. Das ist bequem, aber diese Mittel unterdrücken einen natürlichen Heilungsprozess und führen auf Dauer in einen chronischen Krankheitszustand.

Leider gehen heute, gegenüber früher, immer mehr Menschen gleich zum Arzt, statt die Rezepte der Großeltern anzuwenden, die sich bewährt hatten, als es noch keine Antibiotika gab.

Dass es auch anders möglich ist, hat das Butjadinger Forum an vielen Beispielen gezeigt. Nach 15 Jahren Forum können wir sagen, dass es sich gelohnt hat! Mit insgesamt 87 Veranstaltungen und Themen aus Naturheilkunde und Medizin wurden 4.414 Menschen erreicht, die ein offensichtliches Interesse an diesen Themen haben.

Mich persönlich hat es gefreut, dass einige Zuhörerinnen und Zuhörer auch außerhalb des Forums das weiterführende Gespräch gesucht hatten, um noch mehr über Selbsthilfe-Möglichkeiten zu erfahren.

Selbsthilfe tut not, heute mehr denn je. Davon bin ich mit meinen 78 Jahren und nach 43 Jahren Naturheilkunde weiterhin überzeugt.

Leider trägt die Schulmedizin kaum etwas zur Selbsthilfe bei. Schulmedizin ist eine Konsummedizin geworden, heute noch mehr als früher:

- erstens wird das Gespräch mit dem Arzt nicht gut genug bezahlt
- zweitens ist der Arzt in der Regel naturheilkundlich nicht ausgebildet
- drittens ist Schulmedizin Notfallmedizin, Ersatzteilmedizin und
- viertens stärken die der Schulmedizin zur Verfügung stehenden allopathischen Medikamente in der Regel nicht das körpereigene Immun- und Abwehrsystem. Diese sind zur Selbsthilfe ungeeignet.

Deswegen sollte die Schulmedizin erst die zweite Medizin sein. Die naturheilkundliche Behandlung müsste als die erste Medizin allen Menschen zugänglich sein und auch von den gesetzlichen Kassen bezahlt werden.

Schulmedizinische Behandlungen sind in erster Linie ausgerichtet:

- auf Notfall
- auf lebensbedrohende Zustände
- auf schmerzlindernde
- auf palliative, d.h. symptomlindernde Maßnahmen

Naturheilverfahren dagegen unterstützen die körpereigenen Heilungsinstrumente. Jeder vernünftige Mensch müsste einsehen, dass solche Maßnahmen als erste Behandlungen zu versuchen sind, abgesehen natürlich von Notfallmaßnahmen.

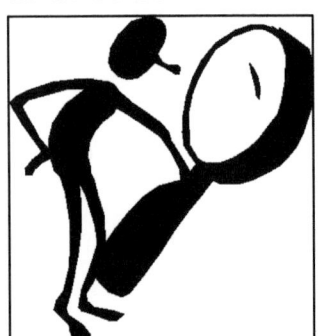

Es ist selbstverständlich, dass möglichst viele Menschen sich mit Selbsthilfemöglichkeiten beschäftigen müssten. Dabei ist es sehr wichtig, den diagnostischen Blick zu schulen.

Der Blick ins Internet, um mir selbst eine medizinische Diagnose zu stellen, ist sicher der falsche Weg zu einer guten Selbsthilfe.

Lebende Systeme, wie Mensch und Tier, können nur durch Krankheit überleben. Diesen Satz müssen wir erst einmal verstehen, um Selbsthilfe, um eine gute Medizin überhaupt betreiben zu können.

Viele Menschen sind durch eine Medikalisierung des Lebens sehr verunsichert worden, so dass heute Krankheit nur noch als Unheil angesehen wird.

Krankheit verliert dann einen großen Teil seines Schreckens, wenn wir verstehen, dass Krankheiten Instrumente sind, sich mit Umweltgiften und mit Giften, die im Körper entstehen, auseinanderzusetzen.

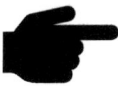

Es liegt zu einem sehr großen Teil an uns selbst, ob wir die drei einzig möglichen logischen Schlüsse daraus ziehen:

1. wie vermeide ich, dass **externe** Gifte in meinen Organismus eindringen können
2. wie vermeide ich, dass **interne** Gifte in meinem Körper durch Verstoffwechselung entstehen
3. wie unterstütze ich mit welchen Maßnahmen meine körpereigegen Heilungsinstrumente, um Gifte abzuwehren, zu neutralisieren, sie ausscheidungsfähig zu machen oder sie zu verbrennen. Verbrennen? Ja, verbrennen z.B. durch eine Fiebertherapie!

DIREKT ZUM THEMA

Die bedrohte Gesundheit- eine naturheilkundliche Betrachtung

Ich habe in der Google-Suche das Stichwort „bedrohte Gesundheit" eingegeben und fand auf der ersten Ergebnisseite folgende Überschriften:

- Bedrohte Gesundheit: Das „tödliche Quartett" jagt viele Manager (WirtschaftsWoche 8.11.2013)
- Schimmel bedrohte Gesundheit und Lebensfreude

Das sind eigentlich keine großen „Aufreger" um über die bedrohte Gesundheit zu sprechen.

Unter dem tödlichen Quartett versteht man:

- Bluthochdruck
- Insulinresistenz (Altersdiabetes),
- Abdominale Fettleibigkeit
- Veränderte Blutfettwerte (Dyslipidämie)

Die Überschrift in der WirtschaftsWoche „Tödliches Quartett jagt Manager" stellt allerdings mit ihrer Headline das Problem auf den Kopf:

1. sind nicht nur Manager betroffen, sondern weite Bevölkerungskreise
2. jagt nicht das „Tödliche Quartett" diese Menschen, sondern diese Menschen haben einen Lebensstil, der in meisten Fällen zu solchen Erkrankungen führt, die als das „Tödliche Quartett" bezeichnet werden.

Das ist bekannt und nichts Neues.

Über das tödliche Quartett habe ich bereits 2013 referiert und auch ein Buch veröffentlicht mit dem Titel „Bluthochdruck – Therapie ohne Nebenwirkungen".

Eine radikale Änderung des Lebensstiles, so wie ich es beschreibe, ist alleine schon ausreichend, ohne Medikamente dieser gefährlichen Bedrohung meistens zu entgehen.

Aus naturheilkundlicher Sicht sehe ich dagegen andere, ernsthaftere Bedrohungs-Arsenale, denen nicht so einfach zu begegnen ist, wie bei einem essentiellen Bluthochdruck.

Ich möchte kurz auf folgende Bedrohungspotentiale eingehen:

Die acht Bedrohungspotentiale

1. Belastete und vergiftete Nahrungsmittel, Fastfood, Zucker, Süßstoffe
2. Belastetes Trinkwasser
3. Bisphenol A, die Massenchemikalie
4. Arzneimittel, Fremdstoffe, Titandioxid E171
5. Nemesis der Medizin
6. Reaktive Metaboliten zerstören Erbinformationen
7. Infektionskrankheiten- Wiederkehr der Unbehandelbarkeit? Antibiotika-Resistenzen
8. Informelle Horizontverschmutzung

Das Ausmaß an vergifteter Nahrung, mit der wir uns täglich „vollmüllen", wird deutlich, wenn man sich nur die größten Lebensmittelskandale von 1980 – 2017 ansieht. Es sind 39 Skandale, RP-online hat sie einzeln aufgelistet.

Ich nenne hier einige Beispiele

Beispiele aus 39 großen Lebensmittelskandalen 1980- 2017

- Östrogene in Kalbfleisch in den Jahren 1980 und wiederum1988

- 2001 werden tonnenweise Hormone, Antibiotika und Impf-stoffe an Schweinezucht-Betriebe verkauft
- 2011 gelangt dioxinbelastetes Futterfett in die Mastanla-gen von Schweinen- und Hühnerzüchtern, wobei die Grenzwerte um das 80-fache überschritten werden
- 2017 sind Hunderttausende Eier mit dem Pflanzenschutz-mittel Fibronil belastet

Wir können davon ausgehen, dass diese großen Skandale nur bei-spielhaft die Spitze einer weltweiten Vergiftung menschlichen Le-bens darstellen.

Die natürlichen Lebensgrundlagen für Mensch, Tier und Pflanze sind bereits in einem ungeahnten Ausmaß vergiftet, teilweise un-widerruflich zerstört.

Jeder von uns nimmt deswegen täglich Gift- und Fremd- und Kunststoffe in sich auf.

Der Vergiftungsprozess beginnt bereits bei Saat und Ernte von Pflanzen durch Pflanzenschutzmittel. Glyphosat kennt inzwischen jeder.

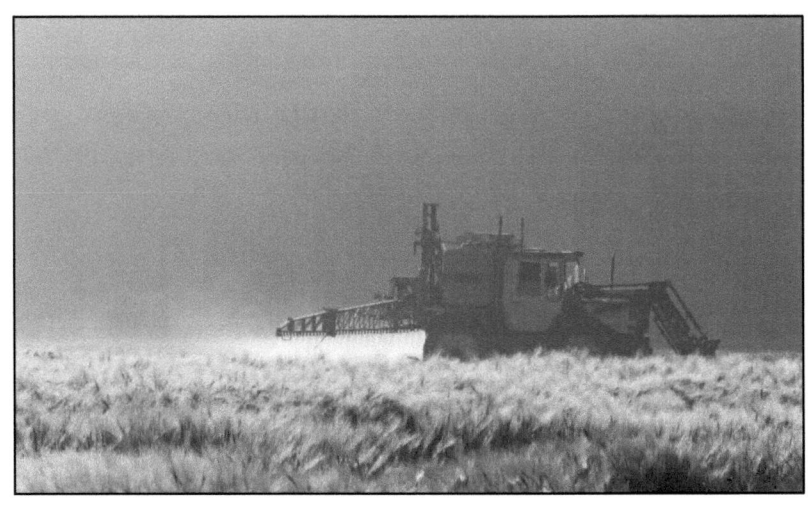

Der Vergiftungsprozess setzt sich nach der Ernte fort und zwar über die industrielle Verarbeitung mit Zusätzen vielfältiger Kunst- und Giftstoffe zur Erzielung einer besseren weltweiten Transportfähigkeit und längerer Haltbarkeit von Nahrungsmitteln.

Das Horrorszenario weltweiter Umweltverschmutzung und Vergiftung ist so dramatisch, dass es praktisch nur noch resignierend hingenommen wird.

Das sollten wir aber nicht tun!

Mit einer derart rasch fortschreitenden Zerstörung von Lebensgrundlagen wird es letztlich irgendwann auch die Spezies Mensch in vollem Umfange treffen und seine Existenz auf diesem Globus auslöschen, so wie eben schon viele Tierarten ausgestorben sind.

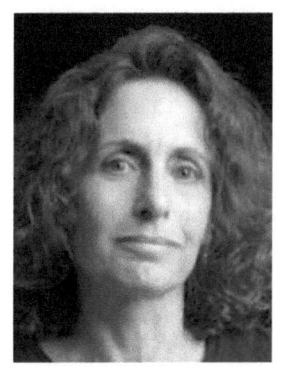

In dem Buch von Elizabeth Kolbert, das als Wissensbuch des Jahres 2015 ausgezeichnet wurde, geht es um das Artensterben auf unserem Globus. Es wird die Frage gestellt, ob nämlich die Menschheit das sechste große Artensterben überleben wird. Al Gore rezensierte ihr 2014 erschienenes Buch.

Wikipedia   Der Tagesspiegel ging am 18.5.2013 unter Bezug auf Evolutionsforscher ebenfalls auf die Frage ein, warum das jetzt im Gang befindliche sogenannte 6. Artensterben eine andere Qualität hat. Die vorangegangenen fünf Artensterben werden als normaler Wandel vom Sterben und Entstehen neuer Arten angesehen. Aussterben von Arten ermöglicht oft erst das Entstehen neuer Arten.

Das derzeitige (sechste) Artensterben hat eine andere Qualität. Es verläuft in wesentlich kürzerer Zeit. Es ist von weltweiter

Dimension, weil die Menschheit sich sehr stark vermehrt hat und weil weltweit durch die industrielle Entwicklung die natürlichen Grundlagen progressiv zerstört werden.

Dennoch, wenn beim jetzt stattfindenden Artensterben die Forscher von wesentlich kürzeren Zeiten sprechen, so gehen ihre geschätzten Annahmen immer noch von Jahrzehnten und Jahrhunderten aus.

Das könnte uns aktuell lebenden Menschen egal sein, denn wir werden uns schon viel früher die Radieschen von unten angucken müssen.

Dennoch, angesichts eines solchen weltweiten, zwar für uns immer noch lange andauerndem Szenarios, das sich über zig Generationen abspielen wird, sollten wir uns fragen, was können wir als Einzellebewesen, selbst bei einer nur sehr kurzen Aufenthaltsdauer auf dieser Erde, noch tun? Können wir überhaupt etwas tun?

Ich denke, ja. Jeder von uns kann sehr viel erreichen, und zwar nicht nur für sich persönlich, sondern z.B. auch für seine Kinder und Nachkommen.

Der persönliche Versuch, so wenig wie nur irgend möglich am weltweiten Vergiftungsprozess teilzunehmen, erfüllt den wichtigsten Grundsatz der hippokratischen Tradition für ärztliches Handeln: **Vor allem nicht schaden!**
Wenn wir diesen ärztlichen Grundsatz für unser eigenes tägliches Handeln wirklich konsequent ernst nehmen, dann bedeutet das eine Revolution für unseren bisherigen zivilisatorischen Lebensstil.

Allein schon mit der Maßnahme „Vor allem nicht schaden" würden wir unser persönliches lebendes System und die Erbanlagen unserer nachfolgenden Generationen schützen und länger funktionsfähig halten.

Wie sähe ein erfolgreicher Versuch konkret aus?

Der Versuch kann gut gelingen, wenn wir uns mit den von mir genannten acht Bedrohungsarsenalen befassen, daraus die richtigen Maßnahmen ableiten und diese dann auch konsequent umsetzen.

Die acht Bedrohungspotentiale

1. Belastete und vergiftete Nahrungsmittel, Fastfood, Zucker, Süßstoffe
2. Belastetes Trinkwasser
3. Bisphenol A, die Massenchemikalie
4. Arzneimittel, Fremdstoffe, Titandioxid E171
5. Nemesis der Medizin
6. Reaktive Metaboliten zerstören Erbinformationen
7. Infektionskrankheiten- Wiederkehr der Unbehandelbarkeit? Antibiotika-Resistenzen
8. Informelle Horizontverschmutzung

Das ist machbar, aber es bedeutet für viele Menschen z.T. eine radikale Umstellung eines liebgewonnenen Lebensstiles.

Als erstes betrifft es **unsere tägliche Ernährung.**

☞ Richtige Ernährung ist nur das, was wir verdauen, also nur das, was unser Organismus zum Funktionieren wirklich braucht und auch verwerten kann.

Das Dieselauto bleibt stehen, wenn es mit Benzin betankt wird, der Benziner streikt, wenn er mit Diesel fahren soll.

Und wer glaubt, dass dieses Prinzip für die lebenden Systeme nicht gilt, der irrt gewaltig.

Das wissen wir natürlich alle und doch hoffen wir dabei insgeheim auf den kleinen Unterschied, dass im Gegensatz zum falsch betankten Automobil, der Mensch nicht sofort stehen bleiben wird.

Das ist jedoch sehr trügerisch.
Schon Hippokrates sagte es treffend so:

> „Krankheiten befallen uns nicht aus heiterem Himmel, sondern entwickeln sich aus täglichen kleinen Sünden wider die Natur. Wenn diese sich gehäuft haben, brechen sie scheinbar auf einmal hervor."

Wer heute über seine bedrohte Gesundheit nachdenken möchte, darf die Gefahr der Bedrohungsarsenale nicht unterschätzen. Es sind nicht alleine die erwähnten Lebensmittelskandale, durch wir bewusst vergiftet werden, sondern wir „müllen" uns täglich voll.

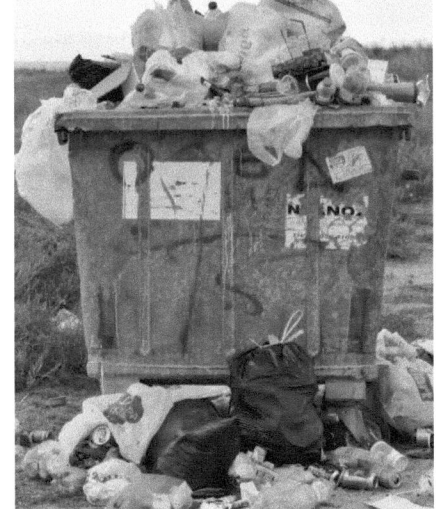

Vergiftete Nahrungsmittel, Fastfood, Zucker, Süßstoffe

Wir sollten nur Lebens-Mittel im wahrsten Sinne des Wortes zu uns nehmen, Lebensmittel, die dem Leben dienen und damit den Organismus wenig belasten.

Nahrungsmittel sind nach strenger Auffassung keine Lebensmittel, denn sie können:

- industriell verarbeitet
- verändert, haltbar gemacht
- verpackt oder stark durch Braten, Frittieren, Köcheln usw. in ihren ursprünglichen Eigenschaften verändert werden. In vielen Fällen sind sie mit giftähnlichen Stoffen haltbar und

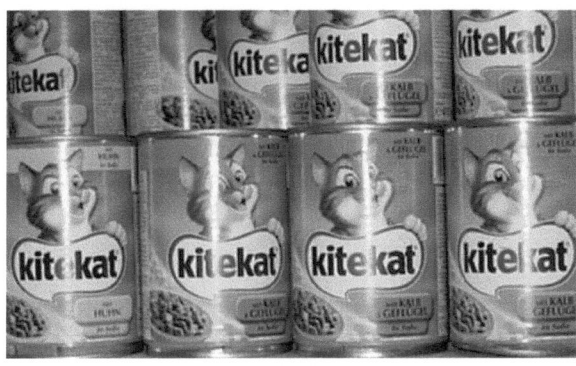 transportfähig gemacht worden.

Konservendosen sind Bisphenol A beschichtet. (s. Kapitel)

Wer diese Tatsache ernst nimmt, müsste auf lieb gewonnene Ernährungsgewohnheiten und Restaurant-Besuche verzichten.

Besonders gehören in die Kategorie „no go" süchtig machende Stoffe wie:

- Fastfood
- Zucker
- Süßstoffe

um nur einige zu nennen.

In meinem Buch „Wie stärke ich mein Immunsystem?" habe ich unter der Rubrik „Vor allem nicht schaden" folgende Gruselliste

23

zusammengestellt:

Die Gruselliste

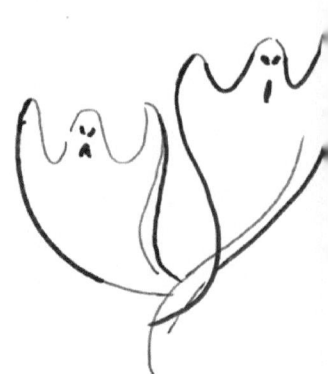

1. kein Alkohol
2. kein Rauchen
3. kein Kuchen, kein Zucker, keine Weißmehle
4. kein Brot
5. kein Kuhmilcheiweiß, kein Soja
6. keine Eier
7. kein Fleisch, keine Wurstwaren
8. keine Säfte, keine Cola
9. kein Wasser mit Kohlensäure
10. kein Leitungswasser, (empfohlen Fachinger, Volvic, Umke Osmose gereinigtes Wasser)
11. kein Kaffee, kein schwarzer Tee
12. keine Margarine
13. kein Pfeffer, Senf, Zucker, keine Gewürze
14. nichts Gebratenes, Gekochtes, Eingemachtes
15. keine Fertignahrung, kein Fastfood

Das sind so in etwa die wichtigsten „**Verbote**" für 2-3 Monate.

Diese Liste soll garantieren, dass man auf einen längeren Zeitraum keine Industriekost zu sich nimmt, die eben letztlich mit chemischen Stoffen gegen Schimmel, Fäulnis und unzähligen Aromastoffen versetzt sind. Mit einer solchen Pampe werden Mensch und Tier global süchtig und zu Dauerkunden gemacht.

Nur wenn man tatsächlich diese Gruselliste einhalten kann, kann man sicher sein, sich nicht weiter zu vergiften. Und ganz wichtig ist, dass unser Organismus sich nur auf diese Weise selbst reinigen kann, weil dann die Entgiftungsrate größer sein wird als die ständige Giftzufuhr.

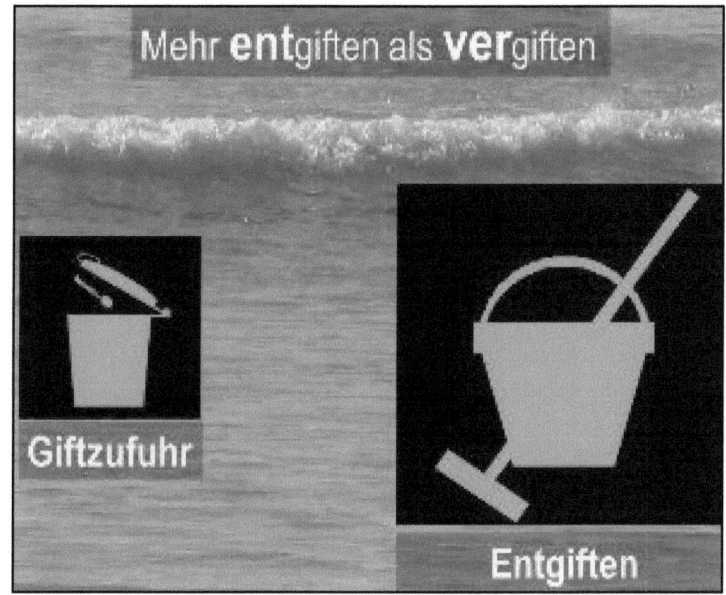

Wenn ich Menschen, die sich mit den üblichen Unpässlichkeiten und Zivilisationserkrankungen herumplagen, mit der Grusel - Liste konfrontiere, ist der Schock zuerst tiefgreifend.

Nicht alle schaffen es, sich eine gewisse „Zeit" an die „Verbote" zu halten. Einige haben gleich eingeräumt, dass das gar nicht ginge, schon wegen des Mannes und der Kinder.

Es ist jedoch nicht nur die Grusel - Liste, die ich abverlange, um zu sehen, ob tatsächlich eine Besserung des Allgemeinbefindens in 14 Tagen zu erreichen ist.

Ich fordere zusätzlich dazu auf, jeden Bissen 30-mal zu kauen und einzuspeicheln.

Das schlage ich in der Regel zunächst als Test vor, um den Patienten zu motivieren. Falls es ihm etwas besser geht, erkennt er vielleicht die Notwendigkeit, sich nunmehr auf den langen Entgiftungsweg zu begeben.

Denn mit 14 Tagen Entgiftung hat der Verdauungskanal gerade erst, wie beim Putzen eines alten Hauses, den Müll vor der Haustür weggeräumt.

Aber jetzt kann immerhin eingetreten werden. Und das Großreinemachen vom Dach bis zum Keller kann beginnen. Die körpereigene Müllkippe des Menschen ist vor allem der überall im Organismus vorkommende Zwischenzellraum, den man sich wie den Raum zwischen den aneinander liegenden Weinbeeren vorstellen kann.

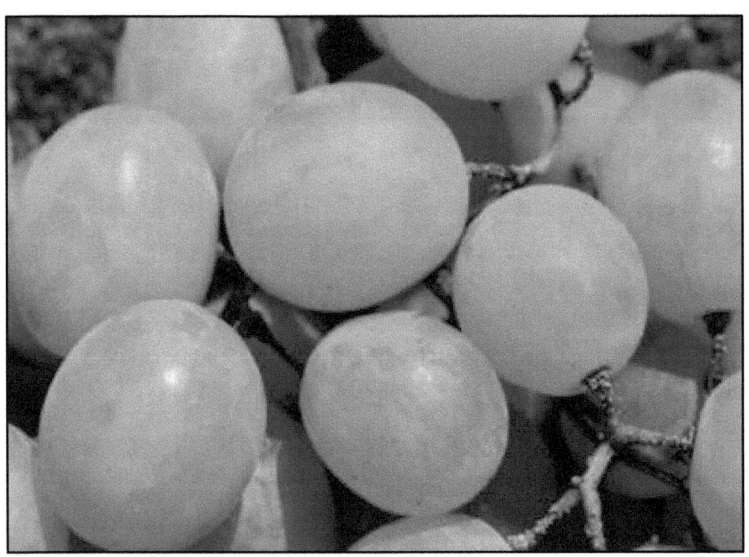

Kein Wunder, dass dieser Vorgang, in Abhängigkeit des Vergiftungszustandes, durchaus zwei bis drei Monate dauern kann.

Nur wer das durchhält, wird tatsächlich in den allermeisten Fällen mit einer erheblichen Besserung oder gar mit einer echten Heilung belohnt, wenn nicht bereits chronische Zustände eingetreten waren.

Eine Frau berichtete mir, dass sie, wie von mir vorgeschlagen, ständig ihren Blutdruck kontrolliere und dokumentiere.

Darauf habe sie irgendwann, in Absprache mit ihrem Arzt ständig die Medikamenten-Dosis reduzieren können. Schließlich sei sie ohne Blutducksenker und Schmerzmittel ausgekommen.

Ihre Frage an mich war: „Ja, wann kann ich wieder „normal" essen?

Trinkwasser

Jeder weiß, wie wichtig Trinkwasser ist. Unser Trinkwasser des OOWV ist nicht schlecht, die vorgeschrieben Grenzwerte werden nachweislich eingehalten. Das Trinkwasser wird jedoch nur auf etwa 50 Stoffe untersucht, wie diese Abbildungen zeigen.

Trinkwasseranalyse

für das Versorgungsgebiet Wasserwerk Großenkneten
1. Quartal 2018

Die Analyse wurde durchgeführt vom Institut Dr. Nowak, Ottersberg, Prüfbericht 18-01970, Probenahme vom 12.02.2018

Parameter	Maßeinheit	Grenzwert der Trinkwasserverordnung *	ermittelter Wert	Parameter	Maßeinheit	Grenzwert der Trinkwasserverordnung *	ermittelter Wert
Allgemeine Parameter				**Anionen**			
				Bromat	mg/l	0,01	<0,005
Temperatur	°C	-	7,2	Chlorid	mg/l	250	24
Elektrische Leitfähigkeit	µS/cm	2790 bei 25 °C	335	Cyanid	mg/l	0,05	<0,005
pH-Wert		≥ 6,5 und ≤ 9,5	7,77	Fluorid	mg/l	1,5	<0,15
Färbung (SAK 436 nm)	m^{-1}	0,5	<0,1	Nitrat	mg/l	50	0,12
Trübung	NTU	1	0,36	Nitrit	mg/l	0,5	<0,05
Organisch gebundener				Silicat	mg/l	-	18
Kohlenstoff (TOC)	mg/l	-	1,4	Sulfat	mg/l	250	50
Säurekapazität bis pH 4,3	mmol/l	-	1,43	Phosphat	mg/l	-	0,046
Basekapazität bis pH 8,2	mmol/l	-	0,026				
Härte	mmol/l	-	1,25	**Anorganische Spurenelemente**			
Gesamthärte	°dH	-	7	Aluminium	mg/l	0,2	<0,01
Carbonathärte	°dH	-	4	Antimon	mg/l	0,005	<0,002
Härtebereich		-	weich	Arsen	mg/l	0,01	<0,003
Calcitlösekapazität	mg/l	10	4,2	Blei	mg/l	0,01	<0,003
				Bor	mg/l	1	0,01
				Cadmium	mg/l	0,003	<0,0005
Kationen				Chrom	mg/l	0,05	<0,0005
Ammonium	mg/l	0,5	<0,05	Kupfer	mg/l	2	0,01
Calcium	mg/l	-	43	Nickel	mg/l	0,02	0,01
Eisen	mg/l	0,2	<0,02	Quecksilber	mg/l	0,001	<0,0002
Kalium	mg/l	-	3,5	Selen	mg/l	0,01	<0,003
Magnesium	mg/l	-	4,4	Uran	mg/l	0,01	<0,001
Mangan	mg/l	0,05	<0,005				
Natrium	mg/l	200	13				

Parameter	Maßeinheit	Grenzwert der Trinkwasserverordnung *	ermittelter Wert
Organische Spurenstoffe			
Benzo-(a)-pyren	µg/l	0,01	<0,002
Polyzyklische aromatische			
Kohlenwasserstoffe	µg/l	0,1	<0,01
Benzol	µg/l	1	<0,2
Tetrachlorethen und			
Trichlorethen	µg/l	10	<1
1,2-Dichlorethan	µg/l	3	<0,3
Pflanzenschutzmittel			
insgesamt	µg/l	0,5	<0,1
Aminomethylphosphonsäure(AMPA)	µg/l	3#	<0,025
Chloridazon-desphenyl	µg/l	3#	<0,025
Chloridazon-methyl-desphenyl	µg/l	3#	<0,025
2,6-Dichlorbenzamid	µg/l	3#	<0,025
Dimethachlor	µg/l	1#	<0,025
Dimethachlorsäure	µg/l	3#	<0,025
Dimethachlorsulfonsäure	µg/l	3#	<0,025
N,N-Dimethylsulfamid	µg/l	1#	<0,025
Metazachlor-ESA (BH479-8)	µg/l	3#	<0,025
Metazachlor-OA (BH479-4)	µg/l	1#	<0,025
Metolachlor-ESA (CGA354743)	µg/l	3#	0,062
Metolachlor-OA (CGA51202)	µg/l	3#	0,043
Metolachlor-Sulfonsäure (NOA413173)	µg/l	1#	<0,025
Trifluoressigsäure (TFA)	µg/l	3#	<0,5
Epichlorhydrin	µg/l	0,1	<0,05
Vinylchlorid	µg/l	0,5	<0,25

Mikrobiologische Parameter

		Grenzwert der Trinkwasserverordnung *	ermittelter Wert
Coliforme Bakterien	/100ml	0	0
Enterokokken	/100ml	0	0
Escherichia coli (E. coli)	/100ml	0	0
Koloniezahl bei 22 °C	/ml	100	0
Koloniezahl bei 36 °C	/ml	100	0

n.n. = nicht nachweisbar
n.b. = nicht bestimmt

* Trinkwasserverordnung (TrinkwV) in der aktuellen Fassung
# gesundheitlicher Orientierungswert (GOW), NiLaLi 2018

Beurteilung:
Die Grenzwerte für Trinkwasser gemäß Trinkwasserverordnung (TrinkwV, aktuelle Fassung) sind eingehalten.

Prüfergebnisse dürfen ohne Genehmigung nicht auszugsweise vervielfältigt werden.

Das Trinkwasser wird auf etwa über 50 Stoffe untersucht. Das ist wichtig. Aber die schlechte Botschaft lautet, dass:

1. dennoch viele Stoffe bis zu den Grenzwerten enthalten sein dürfen und sich trotz Grenzwerte im Körper summieren können,
2. Trinkwasser nicht auf sämtliche möglichen Gifte untersucht werden kann, und
3. es zum Beispiel immer noch keinen einzuhaltenden Grenzwert gibt für einen weltweit verbreiteten Schad- und Kunststoff, der in fast allen Produkten des täglichen Bedarfs enthalten ist.

Dieser Stoff heißt **Bisphenol A**. Er ist eine gesundheitsschädliche Substanz, die wie ein Hormon wirkt und in zahlreichen Kunststoffen und auf Kassenzetteln enthalten ist. Davon werden weltweit 3,8 Millionen Tonnen pro Jahr produziert, allein in Deutschland 840 000.

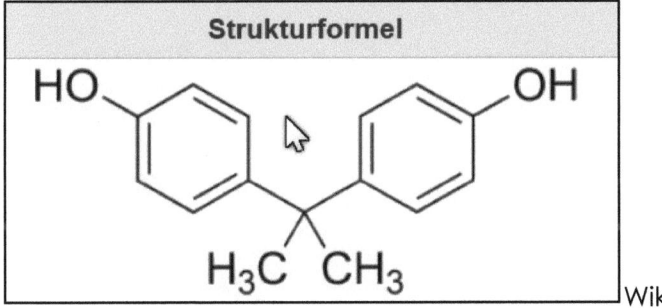

Strukturformel

Wikipedia

Weiterhin sind Schwermetalle im Boden und Wasser weit verbreitet. Sie belasten Trinkwasser, Pflanzen, Tier und Mensch. Sie bedrohen unsere Gesundheit in besonderem Maße, denn sie schädigen unser Immunsystem durch eine Summenwirkung, selbst dann, wenn Grenzwerte eingehalten werden.

Ich nenne ein paar Beispiele der Schwermetalle:

- Kupfer und Zink aus Hausinstallationen aus Niederschlagswasser von Dächern und Dachrinnen,
- Nickel, Kupfer und Chrom aus Wasch- und Reinigungsmitteln
- Silber und Quecksilber aus dem medizinischen Bereich
- Blei kann immer noch aus alten Bleileitungen und zusätzlich sowieso im Rahmen von zulässigen Grenzwerten auftauchen und sich in lebenden Systemen summieren.

Grenzwerte sind lediglich Grenzwerte! Deshalb sollte man Schwermetalle, wegen der Summenwirkung und weil der Körper sie kaum ausscheiden kann, unbedingt vermeiden und in irgendeiner Art zu sich nehmen.

Hinzu kommt, dass erst seit Dezember 2013 die Grenzwerte für Blei, laut Trinkwasserverordnung 0,010 mg/l, reduziert worden sind.

Ein Wort noch zur besorgniserregenden Chemikalie Bisphenol A, BPA. Aktuell wird überall darüber berichtet und sie soll verboten werden. BPA ist praktisch in fast allen Dingen des täglichen Bedarfs enthalten, wie etwa in Babyschnullern, in Trinkflaschen, Plastikgeschirr und Konservendosen.

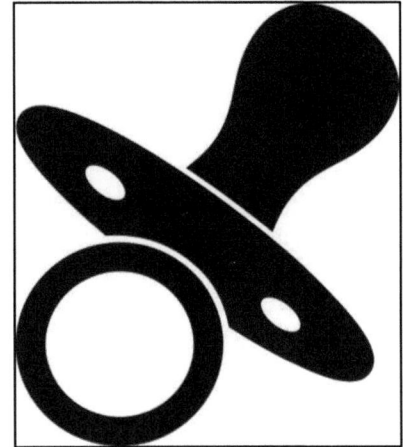

Kassenzettel, die fast täglich in die Hand genommen werden, sind mit BPA beschichtet.

Zahlreiche Studien bringen diesen Stoff des täglichen Bedarfs in Verbindung mit:

- Fehlbildungen der Geschlechtsorgane
- Unfruchtbarkeit
- gestörten Wachstumsprozessen
- Lern- und Verhaltensstörungen bei Kindern
- Immunschwäche
- Herz- Kreislauferkrankungen
- Diabetes 2 und hormonell bedingten Krebsarten wie Prostata- Hoden- und Brustkrebs. Das sind handfeste Gründe, diese Chemikalie zu verbieten und zu vermeiden. Seit März ist bereits der Einsatz von Bisphenol A bei der Herstellung von Babyflaschen EU-weit nicht mehr erlaubt.

Die EU will für die „Wanderung" von Bisphenol A aus künstlichen Lebensmittelverpackung begrenzen, aber das dauert noch. Unklar wird bei einem Verbot bleiben, inwieweit die neuen Ersatzstoffe wirklich unschädlich sein werden.

Wer ganz sicher sein will vor einer Vergiftung von Neuzeit-Kunststoffen, der sollte im Lebensmittelbereich eine eigene Vermeidungsstrategie entwickeln. Das ist eine Herkulesaufgabe, zumal praktisch jeder von uns mit Verpackungen aus Kunststoffen in Kontakt kommt.

Die gute Botschaft, was das Trinkwasser angeht, lautet:

Schwermetalle und fast alle anderen erdenklichen Kunst-Fremd- oder Giftstoffe, die im Trinkwasser und auch in Mineralwässern enthalten sein können, werden zu fast 100 % durch eine Umkehrosmose-Wasserreinigungsanlage leicht und relativ preiswert herausgefiltert.

Ich halte das für eine sehr wichtige Information, zumal die laufenden Kosten für einen jährlichen Filterwechsel geringer sind als die Kosten für Mineral-wässer, die in den meisten Fällen sowieso keine Quell-wasserqualität aufweisen können.

Jedenfalls kann man mit einer Umkehr-Osmose-Anlage eine lebenslange Summierung von Gift-Fremd- und Kunststoffen im Körper vermeiden.

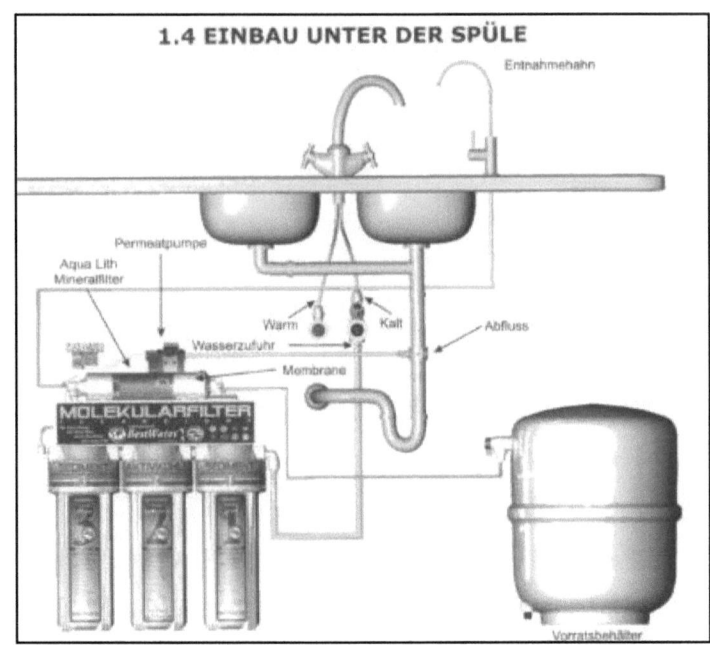

Welche Gefahr z.B. Bleibelastungen bedeuten, beschreibt Dr. Mutter mit seinem Hinweis auf Studien, die aufzeigen, dass Knochen von 60-jährigen bis zu 100-mal mehr Blei enthalten als die Knochen von 20-jährigen Menschen.

Ein Schweizer Allgemeinarzt, Dr. Walter Blumer, konnte bereits vor 50 Jahren die größere Sterblichkeit von Menschen nachweisen, die an einer viel befahrenen Straße wohnten und hohe Bleiwerte aufwiesen.

Dass auch Zigarettenkonsum zu einer zusätzlichen Bleibelastung führt sollte bekannt sein.

Leider ist es mit solchen Informationen oft so wie mit den Skandalen: sie geraten schnell in Vergessenheit, egal ob es sich um belastete Lebensmittel, Arzneimittel-Skandale oder um Abgas-Betrug in der Automobilindustrie handelt.

Große Arzneimittelskandale waren:

- Contergan- rd. 5.000 Kinder mit Missbildungen
- Cholesterinsenker Lipopay (2001) – tödliche Nebenwirkungen
- Schmerzmittel Vioxx – erhöhte drastisch das Herz- und Schlaganfallrisiko
- Baxter- verunreinigtes Heparin – kostete 82 Menschen das Leben
- Bayer, Anti-Baby-Pille – dem Bundesinstitut für Arzneimittel und Medizinprodukte liegen seit etwa 16 Jahren rund 478 Verdachtsfälle vor, bei denen ein Zusammenhang zwischen Pillen verschiedener Hersteller und Thrombosen bestehen könnte.

Kehren wir jedoch zu unseren eigenen möglichen Maßnahmen zurück und fragen uns wieder, wie und wo wir uns selbst, oft leichtfertig und gedankenlos vergiften?

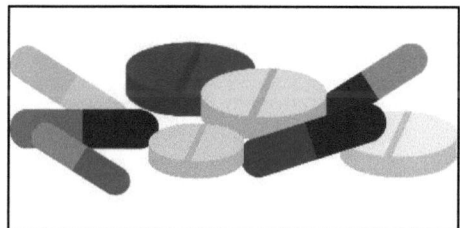 Wer kommt bei dieser Frage auf die Idee, dass dies durchaus täglich passieren kann, wenn man in der Apotheke, auch ohne ein Rezept vom Arzt, einkauft?

Mit dieser Frage möchte ich weder einen Apotheker noch eine Apotheke an den Pranger stellen.

Im Gegenteil. Keine Stoffe sind in ihren Wirkungen und Nebenwirkungen so detailliert beschrieben wie die Arzneimittel in der Apotheke, ob rezeptpflichtig oder rezeptfrei.

Die ständig über die Bildschirme flatternden Hinweise der Arznei-
mittelreklame mit dem gesetzlich vorgeschriebenen Text: **„Zu Risi-
ken und Nebenwirkungen lesen Sie die Packungsbeilage und fragen Sie Ihren Arzt oder Apotheker"** verharmlosen jedoch einen
ernsten Sachverhalt.

Der Text müsste nämlich wie bei der Stiftung Warentest lauten:

> Die „Stiftung Warentest" weist auf wissenschaftliche Untersu-
> chungen hin, die belegen, dass in mehr als in einem von zwanzig
> Fällen die Ursachen für eine Krankenhauseinweisung uner-
> wünschte Wirkungen von Arzneimitteln sind.

In diesem Fall würde bestimmt der eine oder andere vernünftige
Mensch zögern, oder zumindest überlegen, ob es auch ohne eine
Pille geht.

Denn:

- fast alle rezeptpflichtigen **und**
- sehr viele rezeptfreie Arzneimittel

enthalten künstliche, chemische Elemente und Stoffe, die erst in
den letzten 50 Jahren durch die neuzeitliche Industriegesellschaft
geschaffen wurden.

In Pharma-Wiki kann man über solche pharmazeutischen Hilfsstoffe lesen:

„Für die Herstellung eines Medikaments werden neben dem Wirkstoff auch sogenannte Hilfsstoffe benötigt. So lassen sich beispiels-
weise Tabletten nur sehr selten aus dem reinen Wirkstoff pressen.
Füllmittel geben ihnen Masse und Volumen, Bindemittel halten sie
zusammen, Zerfallsmittel sorgen für eine gute Auflösung im Magen
und Farbstoffe geben ihnen ein ansprechendes Aussehen.

> Prozentual sind in einem Medikament oft mehr Hilfs- als Wirkstoffe enthalten. Eine mittelgroße Tablette wiegt etwa 500 mg. Ist 50 mg Wirkstoff enthalten, besteht sie zu 90% aus Hilfsstoffen."

„Hilfsstoffe" in SpaltGrippal -Rezeptfrei

Als ein repräsentatives Beispiel verweise ich auf die in der Tabelle aufgeführten zwanzig sogenannten Hilfsstoffe im rezeptfreien SpaltGrippal, die zusätzlich zu den eigentlichen nur drei Wirkstoffen in dem Arzneimittel enthalten sind

Wirkstoffe	Bei der Anwendung von Spalt-Grippal 30 mg / 200 mg sind die folgenden **Nebenwirkungen möglich:**
• 24.58 mg Pseudoephedrin • 30 mg Pseudoephedrin hydrochlorid • 200 mg Ibuprofen	- Gefühl von Herzrasen, Herzklopfen, Auftreten oder Zunahme der Kopfschmerzen, Auftreten von Übelkeit oder Verhaltensstörungen (bedingt durch das Vorliegen von Pseudoephedrin)
Hilfsstoffe (20) Maisstärke, Stearinsäure (Ph.Eur.), Croscarmellose-Natrium, Natriumdodecylsulfat, hochdisperses Siliciumdioxid, vorverkleisterte Kartoffelstärke, Sucrose, mikrokristalline Cellulose, OpaglosGS-2-0310 (Schellack, Povidon K30), **Opalux AS-3739** [Titandioxid(E 171), Eisen(III)-hydroxid-oxid x H2O (E 172), Eisen(III)-oxid (E 172), Sucrose (Saccharose), Povidon K30, Methyl-4-hydroxybenzoat (Ph.Eur.) (E 218),	- In seltenen Fällen treten Magen-Darm-Blutungen auf (Blut aus dem Mund oder im Stuhl, schwarz gefärbten Stuhl) (bedingt durch das Vorliegen von Ibuprofen). Das Risiko für das Auftreten von Magen-Darm-Blutungen ist abhängig vom Dosisbereich und der Anwendungsdauer
Propyl-4-hydroxybenzoat (Ph.Eur.) (E 216)], Schwarze Drucktinte (Opacode S-1-17823), Carnaubawachs.	Abb. (Auszugsweise aus dem Beipackzettel SpaltGrippal, siehe auch Anhang)

Quelle: Beipackzettel und Gerhard Bruns: Grippe, Erkältungs- und Infektionskrankheiten

Hilfsstoffe, das klingt sehr harmlos. Allein die Kennzeichnungspflicht mit E-Nummern, den Lebensmittelzusatzstoffen, weist darauf hin, dass das keine harmlosen Stoffe sind. Dieser Hinweis ist für Hersteller sehr wichtig, er hat pflichtgemäß darauf hingewiesen, dass bietet ihm selbst Sicherheit, nicht so nicht den Konsumenten. Ausführlich bin ich 2015 in meinem Buch „Grippe, Erkältungs- und Infektionskrankheiten" auf die Nebenwirkungen rezeptfreier und rezeptpflichtiger Grippemittel eingegangen. Insbesondere auch auf E 171.

Titandioxid, E171 ein Nanopartikel
Das Ärzteblatt titelte am 21.7.2017 mit folgender Schlagzeile:
„Titandioxid- Nanopartikel: Wie gefährlich ist E 171 für Darmpatienten?
Es kommt zu der Empfehlung, Nahrungsmittel mit E 171 zu vermeiden, besonders bei chronischen Darmerkrankungen.

Täglich kommen neue künstliche Arzneien mit solchen harmlosen Zusatzstoffen auf den Markt.

Die Entscheidung und Abwägung, ob wir diese Mittel wirklich alle nehmen müssen, ist letztlich unsere persönliche Entscheidung.

Lebensmittelzusatzstoffe sind Verbindungen, die Lebensmitteln zur Erzielung chemischer, physikalischer oder auch physiologischer Effekte zugegeben werden. Sie werden eingesetzt, um Struktur, Geschmack, Geruch, Farbe und chemische und mikrobiologische Haltbarkeit verarbeiteter Lebensmittel, also ihren Gebrauchs- und Nährwert zu regulieren bzw. zu stabilisieren sowie die störungsfreie **Produktion der Lebensmittel sicherzustellen. Es können sowohl synthetische Stoffe sein, teils sind es auch natürliche Stoffe, die als Wirkstoff zugesetzt werden.** Wikipedia

---

Es ist eine Tatsache, dass viele der in Arznei- und Lebensmitteln, in Zahnpasta, Zuckerguss und Kaugummis enthaltenen Zusatzstoffe lebensfeindlich sind. Auch in Speisekarten müssen diese Zusatzstoffe jeweils mit ihrer E-Nummer angegeben werden.

Bisher wurden hier nur die angeblich harmlosen Zusatzstoffe bei Medikamenten benannt, die eigentlichen Wirkstoffe des Medikamentes wurden noch nicht erörtert. Es handelt sich dabei um die Wirkstoffe, deretwegen die Arznei genommen werden soll.

Sie wirken gegen Krankheiten:

- Bluthochhochdruck
- Entzündungen
- Fieber
- Schmerzen und anderem.

Diese Wirkstoffe erfüllen ihren Zweck, sie sind auf den Packungsbeilagen genau beschrieben mit ihren Wirkungen und Nebenwirkungen. Es sind wahrlich keine harmlosen Lutschtabletten.

Einige dieser Medikamente retten tatsächlich Leben oder sie verlängern es oft. Jedoch können sie auch:

- Verschlimmerungen eines Leidens erzeugen
- Langfristig neue Erkrankungen entstehen lassen oder sogar verursachen.

Dennoch: Arzneien sind weder gut noch böse, es liegt in der autonomen Entscheidung der Menschen, die Wirkungen und Nebenwirkungen der Medikamente nachzufragen, sie einzunehmen, und es sind Ärzte, die sie nach bestem Wissen und Gewissen verschreiben.

Industrielle Fremdstoffe

Wenn über die „Die Bedrohung der Gesundheit" gesprochen wird, muss klar gesagt werden, dass fast alle rezeptpflichtigen Medikamente keine Naturstoffe sind.

Es sind künstliche Produkte, die zum großen Teil chemisch hergestellt sind und Stoffe und Elemente enthalten, die für Mensch und Tier Fremdstoffe bzw. Giftstoffe sind.

Mit diesen industriellen Fremdstoffen wird das seit etwa 160.000 Jahre lebende System Mensch erst seit nunmehr 100 oder 200 Jahre konfrontiert.

Was bedeuten jedoch 200 Jahre im Anpassungsprozess von lebenden Systemen auf unserem Globus?

Vermutlich benötigt der menschliche Organismus mehrere Generationen, um sich auf diese unnatürlichen Stoffe einstellen zu können. Das ist leider kein Trost für die heutige Menschheitsgeneration.

Die Hochindustrialisierung in Deutschland hat erst vor etwa 200 Jahren begonnen. Technische, chemische und physikalische Entwicklungen haben dies möglich gemacht.

Mit der progressiven Entwicklung von Transport- und Kommunikationsnetzen hat, erdgeschichtlich gesehen, in einer kaum vorstellbaren kurzen Zeit eine unglaubliche, weltweite wirtschaftliche Entwicklung stattgefunden.

Diese Entwicklung geht heute einher mit einer noch schnelleren Vergiftung und Zerstörung der Lebensgrundlagen von Mensch, Tier und Pflanze.

Trotzdem, nicht zuletzt wegen einer in gleicherweise sich stark entwickelnder technischen Medizin, ist die Lebenserwartung der Menschen weiter angestiegen.

Auf der anderen Seite haben wir es mit einem unsichtbaren, schleichenden, vielfach auch ernsthaft fortschreitenden und nicht lösbaren Vergiftungsprozess für alle lebenden Systeme zu tun.

Dieser Vergiftungsprozess zeigt sich bei Mensch und Tier in einem starken Anstieg der chronischen Krankheiten und bei einer starken Zunahme von Krebserkrankungen in allen Generationen.

Frühere Alterserkrankungen wie:

- Altersdiabetes
- Bluthochdruck
- Osteoporose
- Gelenkzerstörungen

treffen heute wesentlich jüngere Generationen, selbst bereits Kinder und Jugendliche.

Dr. med. Joachim Mutter beschreibt diesen Prozess aufgrund wissenschaftlicher Untersuchungen eingehend in seinen weltweit beachteten Werken. Seine Buchtitel lauten:

„Gesund statt chronisch krank"
„Amalgam- Risiko für die Menschheit"
„Grün Essen- Die Gesundheitsrevolution auf Ihrem Teller".

Ich zitiere aus seinem Buch „Gesund oder chronisch krank":

- „Noch nie in der ganzen Menschheitsgeschichte waren der Mensch und seine Umwelt einem so umfangreichen und ständig wachsenden Aufkommen an potentiellen gesundheitsschädigenden Einflussfaktoren ausgesetzt."

- Noch nie in der Menschheitsgeschichte enthielt aber die tägliche Nahrung so wenig Vitalstoffe wie heute oder ist durch ihre Bearbeitung so stark denaturiert.
- Viele Gifte sind Speichergifte, die in bestimmten Körperdepots angereichert werden... **Die Latenzzeit bis zum Auftreten einer Krankheit beträgt 10-40 Jahre.**
- Die ersten Anzeichen einer Überbelastung des Körpers mit Giften und Strahlungen sind immer Befindlichkeitsstörungen wie:
  - Befindlichkeitsstörungen wie Müdigkeit, Konzentrationsschwäche, Energiemangel, Schmerzen o.ä.

Wichtig ist mir in diesem Zitat der Hinweis auf die Latenzzeit von 10-40 Jahren bis zum Auftreten einer „Gift-Speicher-Krankheit". Die Folgen aus dem Vergiftungsprozess sind natürlich beeinflussbar durch ein gutes funktionierendes Immun- und Ausscheidungssystem und durch naturheilkundliche Ausleitungsverfahren verschiedenster Art.

Wer diesen schleichenden Vergiftungsprozess nicht wahrhaben möchte und zudem auf die angestiegene Lebenserwartung der Menschen verweist, der sollte auch die Lebensqualität älterer Menschen beachten, die aufgrund chronischer Erkrankungen oft erheblich eingeschränkt ist.

Jüngere Menschen sind versucht, nur das durchschnittliche erreichbare Lebensalter zu sehen, aber weniger die Beschwerlichkeiten, die oft mit dem Altwerden verbunden sind.

Was die durchschnittliche Lebenserwartung angeht, müssen wir berücksichtigen, dass nicht wenige Menschen, oft zwischen 5 und 10 Jahre lang, an Schläuchen und Beatmungsgeräten z.T. ohne Bewusstsein am Leben erhalten werden.

Der Fernsehbericht vom 25.8.18 hat dieses Thema vertieft. Der Titel der Sendung: **Hochleistungsmedizin am Lebensende ist ein Milliardengeschäft**

Verhindert unser Gesundheits-System einen würdevollen Tod?

Pro Monat zahlen die Krankenkassen 20.000- 30.000 € pro Komapatient.

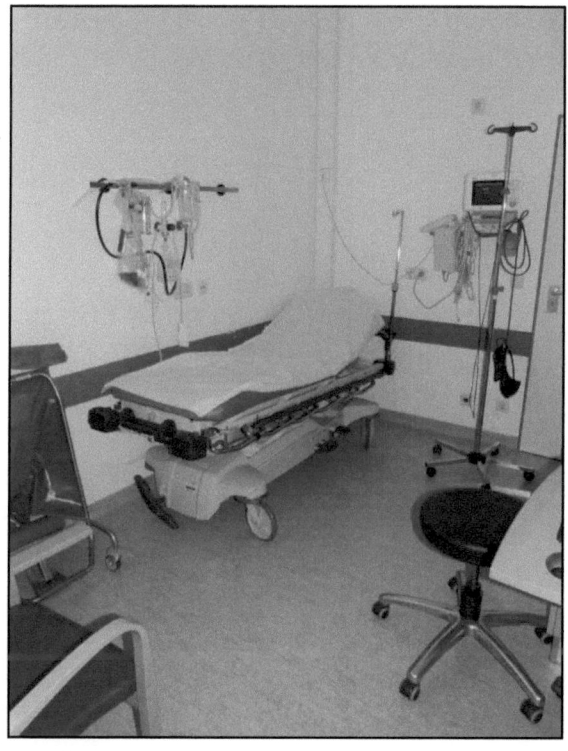

Für sie bringt jeder Tag mit künstlicher Beatmung gutes Geld. Der Patient wird nach menschlichem Ermessen nie wieder aufwachen.

Davon abgesehen werden unnötige Untersuchungen an Todkranken durchgeführt, es wird übertherapiert, so der Bericht in dieser Sendung. Die Kurzfassung findet man im Internet.

Quelle: Pixabay

Der letzte Weg ist nicht einfach. Derart schwer sollte er m.E. nicht sein. Ich rate zur Vorsorge in Form einer guten Patientenverfügung.

Nemesis der Medizin

Ivan Illich beschreibt das Bedrohungspotential der Medizin in seinem Aufsehen erregenden Bestseller, der 1975 unter dem Titel „Die Enteignung der Gesundheit" erschien.

Mit diesem Buch eröffnete er die Debatte um das krebsartig wuchernde Medizinsystem der Industriestaaten. Kritische Ärzte, Studenten usw. setzten sich mit seinen Thesen auseinander. Dies wieder nahm Iwan Illich auf und schrieb 1977 sein neues Buch „Die **Nemesis der Medizin**".

Nemesis ist die Göttin des gerechten Zorns, die vor allem die menschliche Selbstüberschätzung bestraft, oder auch Hybris genannt wird.

Dass ausgerechnet auf diese Weise aus der Medizin auch ein großes Bedrohungspotential für die menschliche Gesundheit erwächst, ist paradox und Fakt zugleich im weltweiten Gesundheitswesen.

Das Buch von Ivan Illich ist noch im Buchhandel und es ist immer noch aktuell.

Die Kurzbesprechung zu diesem Buch liest sich wie folgt:

> „Detailreich und mit kritischer Brillanz wird gerade auch dem medizinischen Laien gezeigt, wie die verschiedenen Interessengruppen, wie Ärzteschaft, Pharmaindustrie und die sie begleitende Ideologie den Patienten zum süchtigen Verbraucher und die Medizin zum Verbrauchsgut werden lassen.
>
> Entfremdet von der natürlichen Erfahrung von Gesundheit, Krankheit und Tod, deren Definition wir lieber den Ritualen der Ärzteschaft vorbehalten, sind wir so dem Irrglauben verfallen,

> der Mensch sei vollständig reparabel.- Ein Buch, das gerade auch angesichts der gegenwärtigen Diskussion um Organtransplantation, künstliche Befruchtung, gentechnische Eingriffe usw. von beklemmender Aktualität ist"

Das schrieb Illich 1975 und 1977.

Der eben von mir erwähnte Fernsehbericht mit der Aussage **„Hochleistungsmedizin am Lebensende ist ein Milliardengeschäft"** bestätigt die von Illich dokumentierte drohende Gefahr der ärztlichen Selbstüberschätzung in einem unglaublichen Maße.

Der Bundesminister für Justiz sah sich in diesem Jahr (2018) veranlasst, durch die Herausgabe eines Musters für eine Patientenverfügung, den Bürger darauf hinzuweisen, wie er sich am Lebensende vor der Hybris der Medizin schützen kann.

Das ist nun meine Formulierung, aber es handelt sich um nichts Anderes als darum, den behandelnden Arzt hindern zu können, nicht alles medizinische Mögliche zu tun, um mich:

- beim Sterbeprozess
- bei einer unheilbaren, tödlich verlaufenden Krankheit
- bei einer Gehirnschädigung nach Unfällen, Wiederbelebung, Schock oder Lungenversagen, wo das Aufwachen aus diesem Zustand unwahrscheinlich ist

am Leben zu erhalten.

Bezeichnender Weise wurde das Muster der Patientenverfügung von einer Arbeitsgruppe „Patientenautonomie am Lebensende" erarbeitet.

Insoweit hat jeder Bürger die Möglichkeit, beim Sterbeprozess entscheidend, direkt oder eben indirekt, mit dieser Patientenverfügung über seinen Sterbeprozess mit zu bestimmen.

Damit ist jedoch die Bedrohung, die Ivan Illich beschreibt, nicht behoben. Im Gegenteil. Illich behauptet, dass durch Medizintechnik und die Medikalisierung des Lebens längst ihre Heilwirkungen durch die schädlichen Nebenwirkungen übertroffen werden.

Was ist der heutige Stand der Schulmedizin zu diesem Problem, das mit den Fremdwörtern Iatrogenis, iatrogen (vom Arzt erzeugt) beschrieben wird?
Googelt man zum das Wort „Iatrogenis" dann liest man u.a. man folgende Texte:

„Alle durch die ärztliche Tätigkeit verursachten oder durch die Person und das Verhalten des Arztes bedingten Krankheiten oder Verschlimmerungen von Krankheiten und Beschwerden.

Die strukturelle (= kulturelle) Iatrogenesis ist dadurch gekennzeichnet, dass die Autonomie des einzelnen Patienten durch den ärztlichen Professionalismus gelähmt und so der Kranke systematisch dazu erzogen wird, seine Eigenverantwortung dem ärztlichen Fachmann abzutreten."

Konkret wird ein Text mit folgender Information:

Das Ärzteblatt, www.aerzteblatt.de zitiert am 4.5.2016 eine „US-Studie-Irrtuemer-dritthaeufigste-Todesfälle:
„Baltimore – In den USA sterben jedes Jahr etwa 250.000 Menschen an den Folgen medizinischer Irrtümer, die damit die dritthäufigste Todesursache nach Herzerkrankungen und Krebs wären, wenn die im Britischen Ärzteblatt *BMJ* (2016; 353: i2139) veröffentlichten Schätzungen zutreffen."

Für Deutschland gibt es eine Information der Stuttgarter Nachrichten vom 10.11.2017 mit folgendem Text:

> Laut Hochrechnungen des European Centre for Disease Prevention and Control (ECDC) erleiden pro Jahr deutschlandweit etwa 500000 Menschen eine Infektion im Krankenhaus.

Medizinische Irrtümer und Arzneimittelskandale verschlimmern oft die Leiden.

Behandlungsfehler und menschliche Irrtümer sind jedoch unvermeidlich. Aus diesem Grunde wird dieser Punkt hier vernachlässigt, wenn über die bedrohte Gesundheit aus Sicht der Naturheilkunde gesprochen wird.

In allen Bereichen der Wirtschaft wird Fehler- und Risikomanagement betrieben.

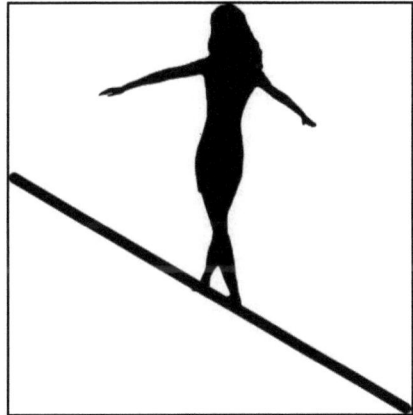

Wenn es um Gesundheit geht, ist ein solches Management besonders wichtig.

Medikalisierung des menschlichen Lebens

Die grundlegende Bedrohung unserer natürlichen Gesundheit, durch eine fortschreitende Medikalisierung des Lebens kann an dem vielfach bekannten Eisbergprinzip gut erklärt werden.

Zugleich möchte ich am Eisberg aufzeigen, was jeder aus Sicht der Naturheilkunde selbst unternehmen kann, um die beim Menschen unsichtbaren, aber vorhandenen, Vergiftungen sichtbar machen an die „Oberfläche zu holen" und auszuleiten.

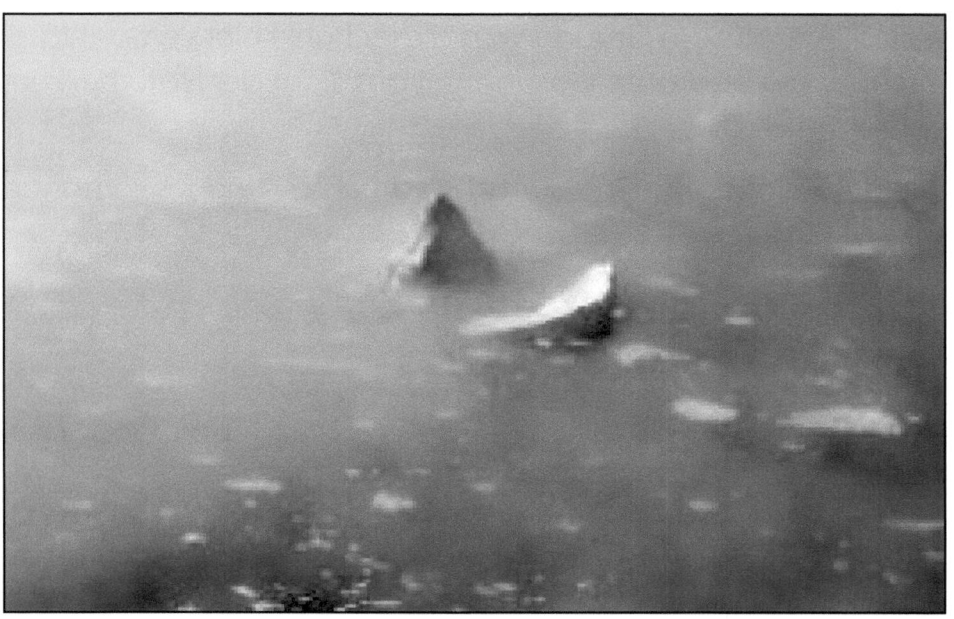

Prof. Dr. Heinrich Reckeweg (1905-1985) bezeichnet in seiner Homotoxinlehre eine solche erfolgreiche naturheilkundliche oder biologische Maßnahme als eine **regressive Vikariation**.

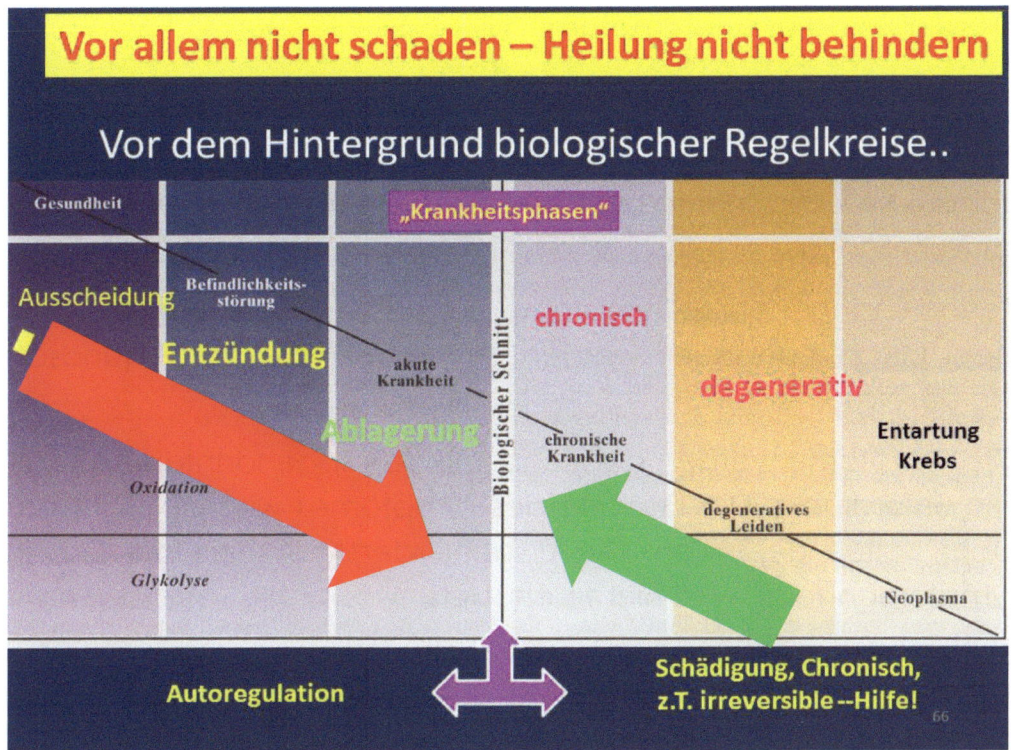

Nach Quelle: Homotoxinlehre Reckeweg

Als Vikariation bezeichnet man die Veränderung einer Krankheitsphase:

- entweder in eine noch schlimmere (progressive Vikariation), entspricht in der Abbildung dem **roten Pfeil**
- oder in eine leichtere Krankheitsphase (regressive Vikariation), entspricht dem **grünen Pfeil.**

Viele Erkrankungen zeigen sich als Symptome, wie die Spitze eines
Eisberges, an der „Oberfläche". Aber dort befinden sich in den
meisten Fällen eben nicht die:

- Krankheitsherde
- Krankheitsursachen oder
- Vergiftungen.

Allerdings sind es die Symptome, die:

- sehr unangenehm sind und
- uns veranlassen, zum Arzt zu gehen,

damit wir Medikamente auf Rezept kaufen können, um die Symptome zu lindern.

Es sind unangenehme Symptome, die deswegen zu allererst, aber meist falsch, behandelt werden, zumindest nach den Grundsätzen der Naturheilkunde.

Die Symptome werden dabei nur mit den sogenannten Anti-Mitteln unterdrückt. Die Ursache des Symptomes wird oft nicht gesucht, selten gefunden. Die Ursache der Krankheit, die sich in Symptomen zeigt, wird nicht behoben.

Selbst wenn der Arzt eine bestimmte Krankheit vermutet, oder sie sicher diagnostizieren könnte, wie es zum Beispiel bei einer Grippe oder Erkältungskrankheit leicht möglich wäre, sähe die medizinische Behandlung mit Arzneien kaum anders aus, als ohne eine solche detailliertere Diagnose.

Es wird schulmedizinisch eben nicht der ganze Mensch gesehen und deswegen wird er auch nicht ganzheitlich behandelt.

Das Problem liegt nicht unbedingt beim einzelnen Arzt. Denn, wenn er ganzheitlich behandeln wollte, so müsste der Gesetzgeber das Gespräch mit dem Patienten viel besser bezahlen. Eine Arztpraxis ist ein wirtschaftliches Unternehmen, es könnte nicht rentabel arbeiten

Nur ein längeres Gespräch ermöglicht eine gute Anamnese, um eine eingehende Befragung zur Krankengeschichte des Patienten durchführen zu können.

In den medizinischen Lehrbüchern wird das Wort Anamnese gepredigt wie das erste Gebot in der Bibel. Anspruch und Wirklichkeit liegen allerdings weit auseinander.

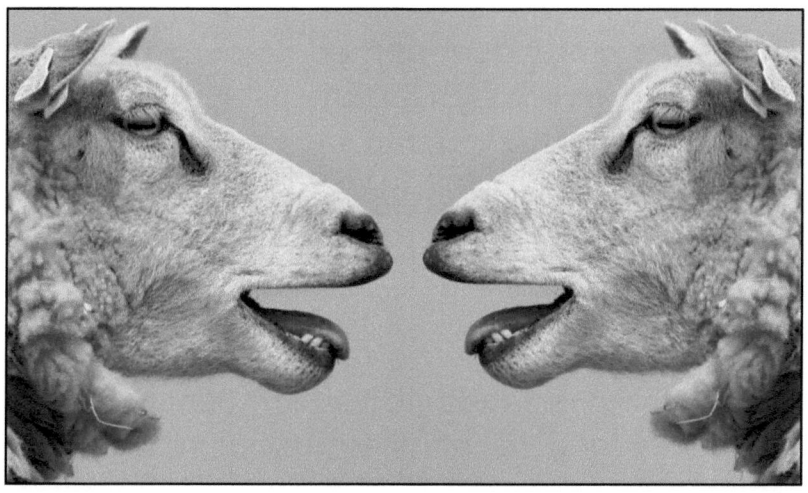

Foto Pixabay

Anamnese und Gespräche sind für Naturheilkundler aus zwei Gründen besonders wichtig:

1. Ein ausführliches, vertrauensvolles Gespräch verhindert eine schulmedizinische Übertherapie. Naturheilkundler berichten vielfach Schädigen durch eine Übertherapie mit allopathischen Medikamenten.
2. Nur bei Mitwirkung des Patienten sind Informationen zu erhalten, die wichtig für eine ganzheitliche Behandlung sein können.

Ich gebe dieses Beispiel: Ein Medikament zu verschreiben, das den Blutdruck senkt, ist keine Heilung. Es ist eine Maßnahme, die das Symptom Bluthochdruck nur so lange senkt, wie die Arznei genommen wird.

In meinem Buch „Grippe, Erkältungs- und Infektionskrankheiten" habe ich beschrieben, warum z.B. Schnupfen, Husten, Heiserkeit, Grippe (mit oder ohne Fieber) als eine Erkrankung des ganzen Körpers angesehen werden muss.

Es gilt ursächlich am und im ganzen Körper zu behandeln und nicht vor allem symptomatisch mit chemischen Arzneien Fieber zu senken und Schmerzen zu lindern.

Es muss also, um im Bild zu bleiben, der unsichtbare Teil des Eisberges behandelt werden, der Bauch und der gesamte Verdauungsbereich.

> Gerade der Verdauungsbereich wird heute häufig besonders stark mit Antibiotika geschädigt. Dort sitzt aber zu einem großen Teil das Immunsystem. Eine echte Heilung ist mit chemischen Medikamenten daher nicht möglich, es sei denn, man baut nach einer solchen Antibiose die natürliche Darmflora wieder auf.

Eine nur symptomatische Unterdrückung von Krankheitssymptomen führt letztlich ins chronische Siechtum, so wie Prof. Dr. Heinrich Reckeweg es beschreibt: Eine solche unterdrückende Behandlung von akuten Krankheiten führt progressiv ins chronische Siechtum.

Detailliert habe ich diesen vor sich gehenden Prozess in meiner Veröffentlichung beschrieben:

„Wie stärke ich mein Immunsystem? - Oder Leiden auf Rezept?"

Der chronische Vergiftungsprozess jedes Menschen geschieht schleichend durch Aufnahme und Summierung von externen Giften. Es sind Gifte, die wir bewusst oder unbewusst entweder von außen in uns aufnehmen, oder die im Körper durch chemische Reaktionen entstehen.

Diese Gifte verursachen zu einem großen Teil zunächst unsicht-

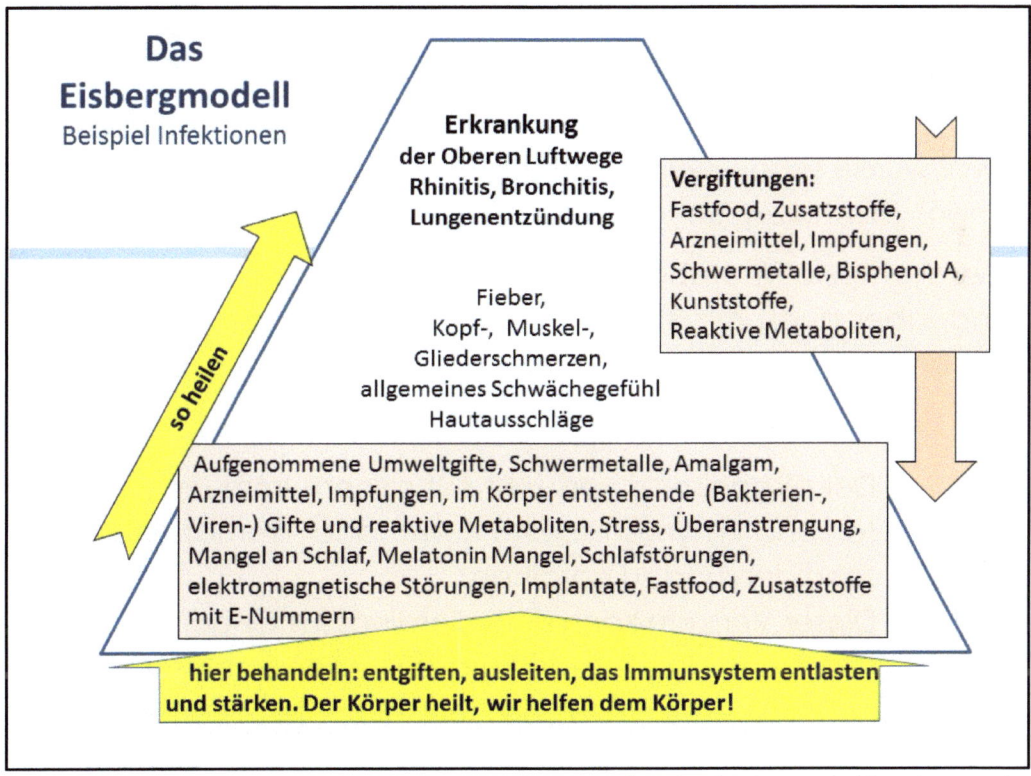

Das Eisbergmodell
Beispiel Infektionen

Erkrankung
der Oberen Luftwege
Rhinitis, Bronchitis,
Lungenentzündung

Fieber,
Kopf-, Muskel-,
Gliederschmerzen,
allgemeines Schwächegefühl
Hautausschläge

Vergiftungen:
Fastfood, Zusatzstoffe,
Arzneimittel, Impfungen,
Schwermetalle, Bisphenol A,
Kunststoffe,
Reaktive Metaboliten,

so heilen

Aufgenommene Umweltgifte, Schwermetalle, Amalgam, Arzneimittel, Impfungen, im Körper entstehende (Bakterien-, Viren-) Gifte und reaktive Metaboliten, Stress, Überanstrengung, Mangel an Schlaf, Melatonin Mangel, Schlafstörungen, elektromagnetische Störungen, Implantate, Fastfood, Zusatzstoffe mit E-Nummern

hier behandeln: entgiften, ausleiten, das Immunsystem entlasten und stärken. Der Körper heilt, wir helfen dem Körper!

bare Schäden. Man sieht, bemerkt sie nicht, sie tun vielfach noch nicht weh, sie sind eben noch verborgen, wie der untere, nicht sichtbare Teil eines Eisberges.

Sie wirken jedoch ständig und latent, sie summieren sich und sie belasten, überfordern und schädigen die Organe und das gesamte Fließsystem Mensch.

Die meisten künstlichen Gifte sind in den letzten Jahrzehnten unserer Industriegesellschaft entstanden. Sie sind Mensch und Tier unbekannt. Es sind unbekannte Fremdkörper und Gifte für den Organismus. Das körpereigene biologische Abwehr System versucht diese verzweifelt zu bekämpfen.

Bei dieser Bekämpfung können im Körper neue, unbekannte Stoffe, sogar schwere Gifte entstehen, die „reaktive Metaboliten" genannt werden. Diese können sehr aggressiv sein und können bleibende Schäden wie Krebs verursachen.

Zwar wurde schon 1993 im Lehrbuch „Pathophysiologie des Menschen" (Hierholzer, Schmidt) festgestellt:

„Der Fremdstoffmetabolismus ist ambivalent: Er kann mit Entgiftung, aber auch mit Bioaktivierung („Giftung") des Fremdstoffes verbunden sein".

Das heißt:

1.   Der Organismus versucht mit seinem Immunsystem, Säften und Enzymen solche Kunst- oder Fremdstoffe auszuscheiden und zu entgiften.

2.   Dieser Versuch kann sich allerdings ins Gegenteil verkehren. Denn durch   die körpereigenen Immunstoffe können neue, gefährliche, unbekannte chemische Elemente entstehen, die im Organismus sehr reaktiv   werden können. (s. Abbildung)

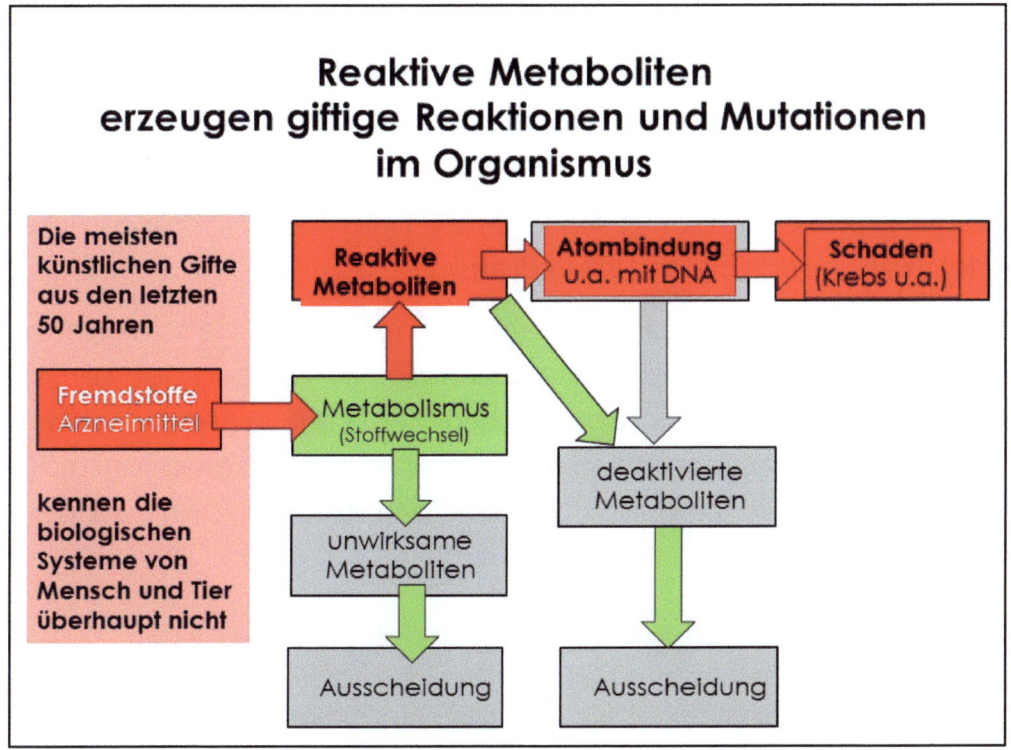

Reaktive Metaboliten erzeugen giftige Reaktionen und Mutationen im Organismus

Die meisten künstlichen Gifte aus den letzten 50 Jahren

Fremdstoffe Arzneimittel

kennen die biologischen Systeme von Mensch und Tier überhaupt nicht

Reaktive Metaboliten → Atombindung u.a. mit DNA → Schaden (Krebs u.a.)

Metabolismus (Stoffwechsel)

deaktivierte Metaboliten

unwirksame Metaboliten

Ausscheidung

Ausscheidung

Der größte Teil der rezeptpflichtigen Medikamente hat eine chemische Struktur.   So werden täglich massenweise Medikamente, mit sehr vielen dem Körper unbekannten Fremd- und Giftstoffen, bei fast jeder Erkrankung verschrieben.

Wir haben es heute, 2018, mit einem noch größeren Massenphänomen zu tun, als es Ivan Illich vor 45 Jahren in seinem Bestseller Nemesis der Medizin zum ersten Mal beschrieben hat.

Diese weltweit stattfinde Medikalisierung fördert jeder einzelne von uns mit einem leichtfertigen Verlangen nach Arzneien, nur um Symptome zu lindern.

Mit dem Wissen über die Entstehung von aggressiven reaktiven Metaboliten müsste viel mehr vor dem massenweisen Einsatz chemischer Arzneien, nur zur Symptomunterdrückung, dringend gewarnt werden.

Mit Sicherheit kann man davon ausgehen, dass bei uns allen, mehr oder weniger, reaktive Metaboliten im Körper entstanden sind, aufgrund chemischer Arzneimittel, belasteter Nahrungsmittel, Getränken und anderen Umweltgiften.

Diese Schädigungen werden möglicherweise irgendwann als Zeitbomben an die Oberfläche kommen. Sie werden sich als Störung oder Krankheit dann bemerkbar machen, wenn besonders bei den älteren Menschen die körperlichen Kompensationsmöglichkeiten und die Leistungsfähigkeit des Immunsystems abnehmen.

Zivilisationskrankheiten entstehen unmerklich über den Faktor Zeit. Schleichend und unbemerkt füllen wir „unser Fass Mensch", bis die ersten Tropfen überlaufen, die ersten Gesundheitsstörungen auftreten!

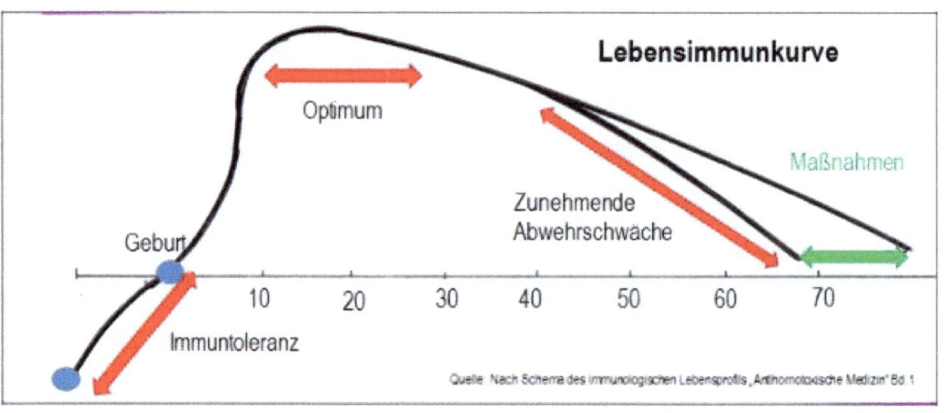

Störfelder und Belastungen werden im Alter schlechter kompensiert

Die Tagesschau macht am 29.11.2016 auf den Bericht zum Krebsgeschehen in Deutschland aufmerksam, der vom Zentrum für Krebsregisterdaten am RKI erstellt wurde.

Danach hat sich die Zahl der Krebsneuerkrankungen zwischen 1970 und 2013 nahezu verdoppelt. Auffällig ist die Zunahme von Bauchspeicheldrüsenkrebs und Leberkrebs gegenüber anderen Krebsarten. Eine konkrete Begründung für die Zunahme dieser meist tödlich verlaufenden Krankheit wurde nicht gegeben. Es wurde lediglich darauf hingewiesen, dass weltweit Bauchspeicheldrüsenkrebs häufiger in den wirtschaftlich weiter entwickelten Regionen auftritt.

Der Hinweis darauf, dass diese Krebsarten verstärkt Menschen in wirtschaftlich weiter entwickelten Regionen betrifft, lässt allerdings aufhorchen. Die Aussage „Wirtschaftlich weiter entwickelte Regionen" klingt zwar, so formuliert, nach Fortschritt, hat aber auch mit einer Massenproduktion von industriellen Gütern wie Plastik, Arzneimitteln, Pflanzenschutzmitteln, Rauch, Abgasen und anderen Giften zu tun.

Der Ausschnitt der oberen Zeile aus der Abbildung zeigt, wie bei der Auseinandersetzung des Immunsystems mit Fremdstoffen über die Entstehung reaktiver Metaboliten Schäden in der DNA (Erbgut), sogenannte Mutationen (Veränderungen) entstehen können, die

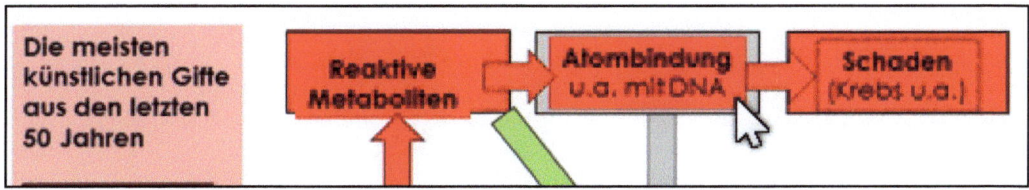

vom Körper nicht mehr kontrollierbar sind und zum Wachstum von bösartigen Zellen, also Krebs, führen kann.

Antibiotikaresistenzen und Infektionskrankheiten

Das Butjadinger Forum hat sich bereits 2014 mit Antibiotikaresistenzen beschäftigt. Die Buchautorin Jutta Altmann-Brewe und ihr Ehemann Fachtierarzt Dr. Johan Altman warnten in Bezug auch auf die WHO vor der zu häufigen und sorglosen Anwendung der Antibiotika in der Tierhaltung.

Der Rückfall in das Vor-Penicillin-Zeitalter steht unmittelbar bevor. Die WHO hat 2014 bereits vor einer „postantibiotischen Ära" gewarnt, in der gewöhnliche Infektionen und kleine Verletzungen, die Jahrzehnte lang behandelbar waren, wieder tödlich enden können.

2016 habe ich selbst beim Forum über Grippe, Erkältungs- und Infektionskrankheiten gesprochen und dazu ein Buch, einen ausführlichen Selbst-Hilfe-Ratgeber, veröffentlicht mit

- diagnostischen Hinweisen
- der Darstellung, dass Krankheit ein zweckmäßiger Vorgang ist, den man unterstützen und nicht hemmen sollte
- einer Beschreibung über das Versagen der Schulmedizin bei viraler, echter Grippe
- der Darstellung über die Hilflosigkeit der Medizin und Behörden gegenüber Grippe-Wellen und Grippe-Epidemien

Horizontverschmutzung

Mit dem Wort „Horizontverschmutzung" möchte ich auf das tägliche Trommelfeuer hinweisen, mit dem Menschen, ob groß oder klein, täglich in Funk, Fernsehen und Internet bombardiert werden.

Darin sehe ich ein großes Bedrohungsarsenal, vor allem für Babies, Kinder und Jugendliche.

Betrachtet man wirklich mit kritischem Auge allein die Werbung zur besten Fernsehzeit für Kinder, kann man nur zu dem Ergebnis kommen: Das ist Gehirnwäsche vom Feinsten.

Es ist Werbung für Stoffe, die vom Aussehen vielfältig Farb-Kunst-, Fremd- und Giftstoffe enthalten müssen. Es werden mit größter Selbstverständlichkeit und in ungeheurem Ausmaß z.B. Fastfood, Zucker, Süßstoffe, Feinmehle, Feinkost beworben was in entsprechender Menge konsumiert wird

Es ist nicht verwunderlich, wenn zu Halloweenzeiten beim Dunkelwerden die kleinen Kinder, wunderbar verkleidet, die Eltern stehen in Sichtweite, an der Haustür klingeln und rufen: Süßes oder Saures!

Dieser Spruch beschreibt die permanent nach Deutschland überschwappende Horizontverschmutzung, wie es kein anderer Spruch besser ausdrücken kann.

Eine süße Ernährung verursacht nicht nur Altersdiabetes für Kinder, sondern macht den Organismus sauer. Eine Ernährung, die in Deutschland und der ganzen westlichen Welt, sowieso schon zu viel Säure erzeugt und zum großen Teil verantwortlich ist für das große Geschäft der Ersatzteil-Chirurgie mit Hüft- und Kniegelenken, setzt Halloween mit „Süßes oder Saures" mit kindlichem Mund die Krone auf.

Nicht nur Kinder, auch Erwachsene erliegen der bunten Fernseh-werbung für unnatürliche Produkte, Mahlzeiten und Medika-mente, die süchtig machen.

Dieses Trommelfeuer, gespeist mit Sex and Crime zur Kinderbett-zeit können junge und ältere lebende Systeme auf Dauer nicht kompensieren.

Die Folgen zeigen sich in vermehrt auftretenden klinischen Diag-nosen wie:

- das chronische Müdigkeitssyndrom
- Burnout
- Depressionen
- Hyperaktive Kinder (ADD-Syndrome= Attention Deficit and Distress Syndrome) oder auch in deutscher Fassung als ADHS= Aufmerksamkeitsdefizit-Hyperaktivitäts-Syndrom
- Fibromyalgie
- Leaky Gut
- Gelenk – und Bandscheibenschäden
- Osteoporose
- Schlafstörungen
- Allergien
- Schmerzsyndrome

Diese modernen Diagnosen, Depressionen ausgenommen, sind verstärkt neuzeitliche oder „moderne" Erkrankungen. Sie haben multikausale Ursachen, die zum größten Teil im zivilisatorischen Le-bensstil zu suchen sind. Sie sind vermeidbar und in vielen Fällen in relativ kurzer Zeit heilbar.

Das zeigen Erfahrungen aus jahrzehntelanger Naturheilkunde-Praxis.

Denn **nicht** diese modernen Krankheiten bedrohen die Gesundheit, sondern in den allermeisten Fällen tun die Menschen es selbst:

1. mit ihrem zivilisatorischen, eben nicht natürlichen Lebensstil
2. es werden von der Schulmedizin einfache Lösungen in Form einer Pille verlangt, um einen zivilisatorischen, krankmachenden Lebensstil nicht ändern zu müssen.

Über das chronische Müdigkeitssyndrom bzw. über Schlafstörungen habe ich ein kleines Büchlein geschrieben. Guter Schlaf ist eine wesentliche Voraussetzung für ein gesundes Leben.

Gestörter Schlaf bedeutet ungesundes Leben! Da helfen keine Pillen und kein Baldrian. Da hilft nur die konsequente Änderung des Lebensstiles.

Wer sich Gedanken um seine bedrohte Gesundheit macht, kommt um das Gesund-Schlafen-Thema nicht herum.

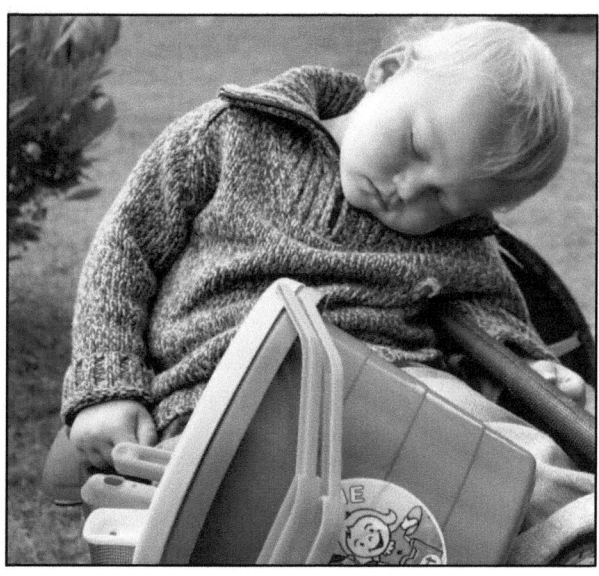

Zusammenfassung- Die bedrohte Gesundheit

Der Mensch als lebendes System müllt sich unmerklich von der Wiege bis zur Bahre bis zum „Überlaufen" voll.

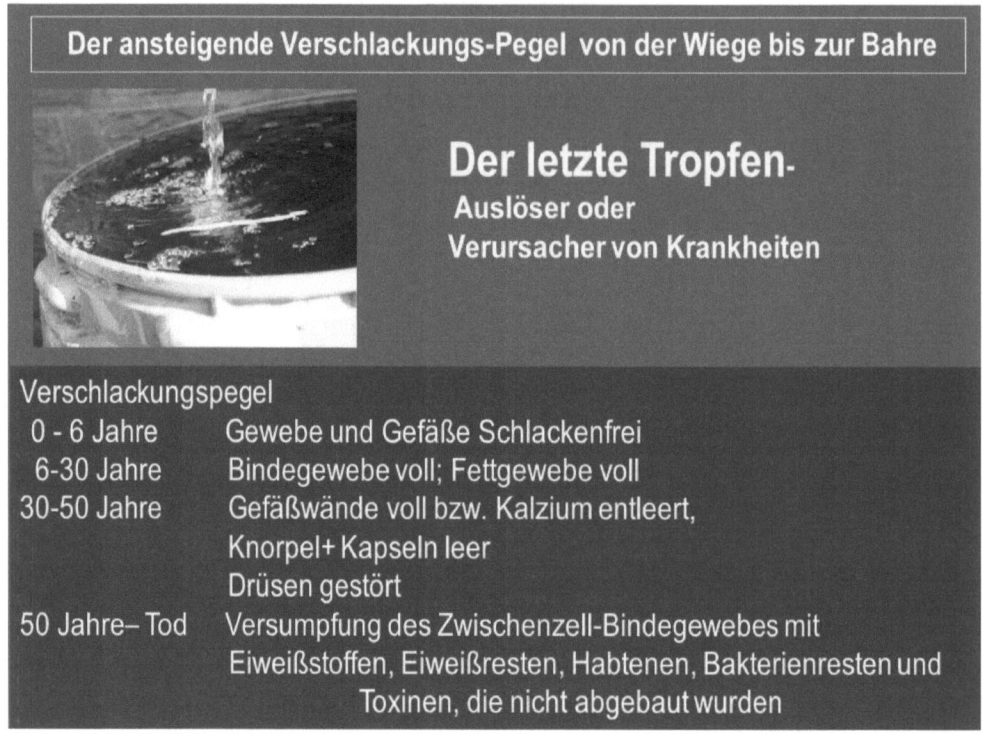

Der ansteigende Verschlackungs-Pegel von der Wiege bis zur Bahre

Der letzte Tropfen-
Auslöser oder
Verursacher von Krankheiten

Verschlackungspegel

0 - 6 Jahre	Gewebe und Gefäße Schlackenfrei
6-30 Jahre	Bindegewebe voll; Fettgewebe voll
30-50 Jahre	Gefäßwände voll bzw. Kalzium entleert, Knorpel+ Kapseln leer Drüsen gestört
50 Jahre– Tod	Versumpfung des Zwischenzell-Bindegewebes mit Eiweißstoffen, Eiweißresten, Habtenen, Bakterienresten und Toxinen, die nicht abgebaut wurden

Diese Vermüllung, diese Deponierung ist ein zunächst harmloses Instrument des Organismus, das Leben so lange wie nur irgend möglich aufrecht zu erhalten.

Die fortgesetzte Vermüllung bedingt jedoch, dass der Organismus seine Speicherfähigkeiten irgendwann ausgeschöpft hat.

1. Der Zwischenzellraum, der als Transitstrecke zur Ernährung der Millionen Körperzellen dient, verdichtet sich immer mehr, der Blutdruck muss sich erhöhen, sonst sterben die Zellen ab. Sie bekommen z.B. keinen Sauerstoff mehr, oder sie schalten zur

Energiegewinnung auf ein Verfahren ohne Sauerstoff um. Dieses anaerobe Verfahren soll auch Krebs begünstigen.

2. Wenn die Speicher voll sind, hat der Organismus ein zweites, starkes Instrument, um den Müll im wahrsten Sinn des Wortes zu verbrennen. Er erzeugt Fieber.

Abgesehen davon, dass der Körper noch weitere Ausscheidungs- und Ausleitungsinstrumente hat, zeigt dieses Beispiel, dass Fieber in diesem Fall eine segensreiche Erfindung der Natur ist.

 ES IST NIE ZU SPÄT!

Je mehr der Körper mit lebensfeindlichen Stoffen vollgemüllt ist, desto mehr musss die körpereigene Müllabfuhr in Gang gesetzt werden.

Damit die körpereigene Müllabfuhr, die körpereigenen Regulations- und Entgiftungssysteme überhaupt wieder richtig in Gang kommen können, muss man über einen längeren Zeitraum eine radikale Änderung des Lebensstiles einleiten. Mit einer radikalen Änderung des Lebensstiles ist ein „körpereigenes reset" gemeint.

„To reset" heißt: aktualisieren, wiederherstellen zurücksetzen. Es ist aus der Computersprache bekannt. Es heißt auch, „wir müssen den PC „schwarz" machen." Was so viel bedeutet wie, Löschen des alten Betriebssystems und installieren eines neuen. Der PC wird durch diesen Vorgang von altem Müll vollständig gereinigt.

Beim Menschen können zwar neue Gelenke und gespendete Organe eingesetzt werden, aber das lebende Betriebssystem eines Menschen kann man nicht austauschen oder neu „aufspielen".

Es kann jedoch angeregt, aktiviert, gefördert werden. Hierbei ist der allerwichtigste Grundsatz der Naturheilkunde, die Arndt-Schulz-Regel, zu beachten:

„Sanfte Reize fachen die Lebenstätigkeit an
Mittelstarke Reize fördern sie
Starke Reize hemmen sie
Stärkste Reize heben sie auf"

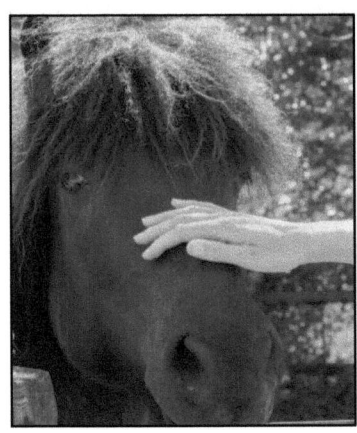

Lebende Systeme

- entgiften
- reinigen und
- erneuern

sich selbst.

Lebende Systeme machen in jeder Sekunde sogar noch viel mehr:

- sie wehren ab
- sie schützen

- sie zerlegen Gifte, Fremdstoffe, Arzneimittel, um sie ausscheidungsfähig zu machen
- sie deponieren nicht ausscheidungsfähige Gifte und Fremdstoffe in Pickeln, Beulen, Gewebswucherungen, Gefäßen und im Zwischenzellraum.

Diese Selbstheilungskräfte müssen unterstützt werden. Damit sind einem selbst die besten Instrumente gegen die Bedrohungen der Gesundheit an die Hand gegeben.

Eine ganzheitliche und das Leben fördernde Medizin ist deshalb unbedingt auf die Hilfe und die Motivation der Patienten angewiesen.

Nur so ist eine optimale Stimulation der Selbstheilungskräfte und eine Heilung möglich. Echt Heilen im Sinne von Restitution, also einer vollständigen Heilung, kann nur das lebende System Mensch selbst mit seinen vielfältigen, komplexen Regulationssystemen, die, wie in einem Orchester, unsichtbar optimal zusammenspielen.

Leider ist im öffentlichen, schulmedizinischen Gesundheitswesen so gut wie nirgendwo diese notwendige Zusammenarbeit zwischen Arzt und Patient gegeben.

Das Ziel einer echten Heilung sollte sein, durch

- Vermeidung von Giften
- Ausleiten von Giften
- Änderungen des Lebensstiles und
- Verschreibung von pflanzlichen, homöopathischen oder anderen Naturstoffen

körpereigene Regulationsvorgänge zu fördern, in Gang zu setzen, um Selbstheilungen zu ermöglichen.

Der Schulmediziner hat Naturheilkunde nicht gelernt. Ärzte für Naturheilverfahren rechnen meistens privat ab, weil die gesetzlichen Kassen Homöopathie und andere Naturheilverfahren vielfach nicht erstatten. Auch der Gang zum Heilpraktiker oder zum Arzt für Naturheilverfahren ist für viele Menschen schon aus Kostengründen kaum möglich.

Dennoch können viele Menschen sehr viel selbst tun. Vor allem können sie selbst entscheiden. Für eigene Entscheidungen gehört allerdings zunächst ein fundiertes Wissen darüber, wie lebende Systeme funktionieren und wie sie sich selbst heilen.

Krankheit ist in vielen Fällen nicht immer gleich ein schweres Schicksal. Krankheit verliert seinen Schrecken, wenn wir begreifen und tatsächlich auch feststellen, dass Krankheit oft nur ein zweckmäßiger Vorgang ist, wieder gesund zu werden.

Dass Fieber oft ein sehr zweckmäßiger Vorgang ist, um Gifte zu neutralisieren und auszuscheiden, wurde bereits erklärt.

Diesen Ausscheidungsvorgang kann man bei Grippe oder einer Erkältungskrankheit oft viel besser selbst unterstützen, als es einem Arzt möglich ist. Er hat nur fiebersenkende Arzneien zur Verfügung, deren Wirkungen ohnehin zweifelhaft sind, die oft eher schaden, als dass sie nützen.

Leider sind viele Menschen davon noch nicht überzeugt. Denn für sie ist Krankheit:

- lästig und unangenehm
- oft schmerzhaft und mit:
  - Entzündungen
  - Ausschlag
  - Fieber
  - Durchfall

o   Bauch-, oder Kopf- und Gliederschmerzen verbunden.

Wer jedoch bereits die Erfahrung gemacht hat, dass viele Krankheiten sich genau so verhalten wie ein Schnupfen, der wird sich ermutigt fühlen, leichtere Erkrankungen selbst auszukurieren.

Diese Menschen ersparen sich nicht nur zahllose Arztbesuche, sondern werden staunen, was der Organismus für Fähigkeiten und Instrumente hat, sich selbst zu heilen.

Zunehmend wird auch in der Schulmedizin diese körpereigene Fähigkeit erkannt, beachtet und berücksichtigt.

Die Tumortherapie, vorwiegend leider bisher nur die, hat sich diese Erkenntnis zu eigen gemacht: nämlich:

- Die Watch-and-wait-Strategie, bei der nur der Tumor und seine Entwicklung beobachtet wird und
- Die wait-and-see-Strategie, bei der nur der Tumor entfernt dann abgewartet wird. Das heißt, es folgen eben nicht die sonst die sonst üblichen Schritte wie Bestrahlung und Chemotherapie.

Ein dramatisches Beispiel lässt erkennen, wie weltweit die Menschheit von einer ganzheitlichen und das Leben fördernden Medizin entfernt ist:

Die Gesundheit der Kinder ist nicht nur bedroht, sie wird bereits täglich geschädigt, durch Ritalin, bzw. durch den Wirkstoff **Methylphenidat.**

Sind die Eltern von seiner positiven „Heilung" überzeugt, oder geht es um bessere Schulnoten?

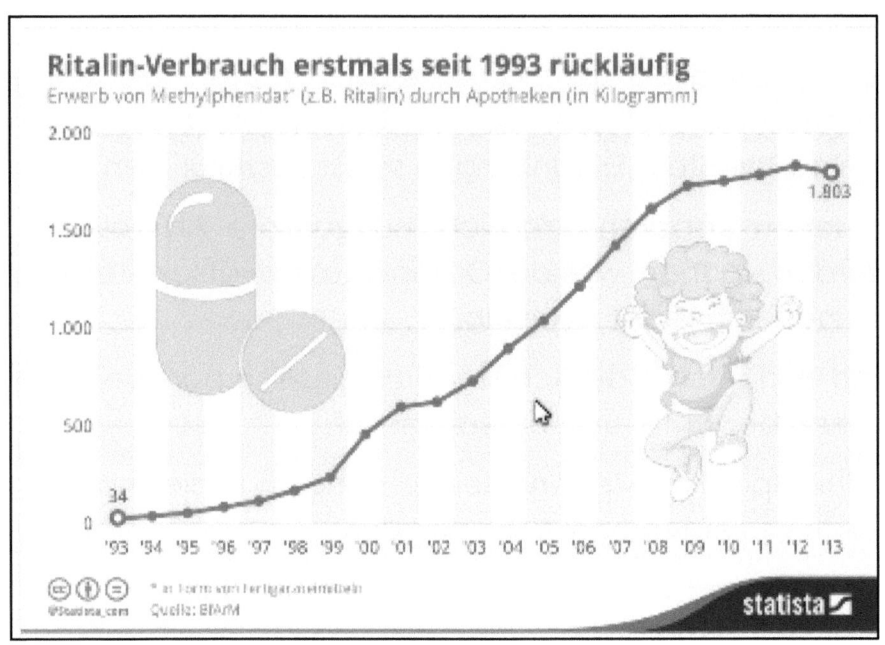

Ritalin-Verbrauch erstmals seit 1993 rückläufig
Erwerb von Methylphenidat* (z.B. Ritalin) durch Apotheken (in Kilogramm)

Der Ritalin-Goldrausch hat seinen Höhepunkt 2013 erstmalig unterschritten. Der leichte Rückgang 2013 wurde in den Medien bejubelt. Doch auf welchem extrem hohen Niveau!

Der gemeinsame Bundesauschuss von Ärzten, Kliniken und Kassen beglückwünschten sich selbst, weil sie strengere Regeln für die Verordnung von 2010 eingeführt hatten.

Wenn man über „die bedrohte Gesundheit" spricht, dann warnt man vor den Gefahren, die krank machen können. Das ist sicher dringend notwendig, heute wichtiger denn je.
Gesund auf die Welt zu kommen, ist bereits ein großes Glück, angesichts der weltweiten Verseuchung unserer natürlichen Lebensgrundlagen.

Das Deutsche Grundgesetz enthält keinen Passus zur Gesundheit. Es gibt dort kein „Recht auf Gesundheit". Jedoch steht im Art 2 Absatz 2:

„Jeder hat das Recht auf Leben und körperliche Unversehrtheit"

Das Recht auf Gesundheit wurde im GG bewusst nicht aufgenommen, da man den Vorbehalt hatte, dass es sich hierbei um Anspruchs- oder Leistungsrechte, handelt, die der Staat ohnehin nicht einlösen könne.

Allerdings wird im Allgemeinen unter einem „Recht auf Gesundheit" vorwiegend die medizinische Versorgung verstanden. So wird in Großbritannien etwa die Gesundheitsversorgung der gesamten Bevölkerung aus Steuern des Staates finanziert. In Deutschland besteht eine Pflichtversicherung.

Der größte Wunsch in der Bevölkerung ist es gesund zu bleiben, oder wieder so gesund zu werden, wie man einmal war. Dieser Wunsch wird natürlich mit zunehmendem Bewusstsein und Alter immer wichtiger.

Die Gesundheits- und Lebensmittel-Industrie macht sich diese Sehnsucht perfide zu Nutze. Jeder Verbraucher kennt die vollmundigen haltlosen Versprechungen.

Alle diese Versprechen und Botschaften führen in die Irre.

- Nie wieder krank!
- Nie mehr erkältet!
- Wir waren noch nie krank!
- Werde nur noch selten krank!

Das sind falsche Botschaften, sie führen in die Irre, sie gehen total am Verständnis vorbei, was Gesundheit oder Krankheit bedeutet. Diese festen Zustände existieren nicht in Wirklichkeit, es sind nur menschgemachte Definitionen, um damit medizinisch arbeiten zu können.

Die meisten Menschen denken, dass gesund oder krank zu sein, feste Zustände sind. So etwa: Ich bin gesund- oder ich bin krank, basta. Nein, so funktionieren lebende Systeme nicht.

Denn lebende Systeme brauchen das, was wir „Krankheit" nennen. Krankheiten machen das Leben erst möglich, machen das lebende System Mensch erst überlebensfähig!

So paradox so es auch klingen mag. Wenn wir nicht krank werden können, dann kann unser Organismus, unser Immunsystem, unser kybernetisches Fließ- System sich nicht gegen Gifte wehren.

☞ Krankheiten sind also biologische Zweckmäßigkeitsvorgänge lebender Systeme:

- sie wehren sich gegen externe, **von außen kommende Gifte** und
- sie versuchen, auch die im Körper neu entstehenden Gifte zu neutralisieren und auszuscheiden.

Dieser Abwehrkampf, dieser Entgiftungsvorgang in uns, findet ständig statt:

- in jeder Sekunde
- stündlich
- täglich
- besonders nachts, denn nachts wirkt das Schlafhormon Melatonin. Es regeneriert den Körper, schützt Glutathion und Nervenzellen, bindet Schwermetalle, senkt den Blutdruck

und Blutzucker, ist einer der stärksten Radikalenfänger und verzögert das Altern (Dr. Joachim Mutter).

Im Schlaf laufen Reparaturvorgänge ab, die ohne unser Fließsystem Mensch, mit seinen neun Liter an Verdauungssäften, fünf Litern Blut und zwei Litern Lymphe überhaupt nicht gelingen könnten.

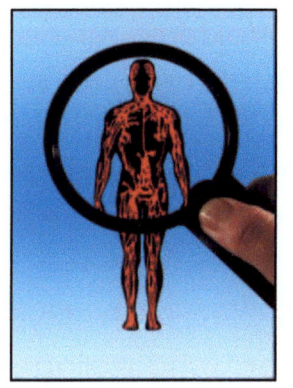

Diese Säfte dienen der Ver- und der Entsorgung, sie pulsieren in verschiedenen Rhythmen durch unseren Organismus, sie oszillieren (schwingen) ständig und dennoch suchen sie immer wieder das Fließgleichgewicht.

Gelegentlich kommt dieser unsichtbare, vielfache Entgiftung-Prozess eruptiv, wie die Spitze eines Eisberges, plötzlich an die Oberfläche.

Dieser Vorgang ist an der schematischen Darstellung von stabilen und metastabilen Systemen gut erklärbar:

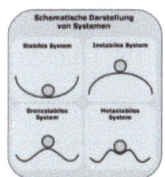

- An sich sucht und findet auch unser Fließsystem sein Fließgleichgewicht, so wie zwei verbundene Flüssigkeitsbehälter ihre Pegel auf Dauer ausgleichen.
- Aber das Gleichgewicht dauert nur einen Augenblick, weil das Fließsystem ein lebendes System ist.
- Das System muss ständig:
  - reagieren
  - Produzieren
  - Transportieren
  - Versorgen
  - ausscheiden
  - entgiften.

Das ist ein ständiger Prozess, ohne Stillstand, wie Ebbe und Flut, ohne richtig oder falsch zu sein.

Das Fließsystem verhält sich wie eine Kugel in einer Schale, die bei Auslenkung immer wieder in eine- wenn auch nur einen Augenblick dauernde- stabile Lage zurückkehrt.

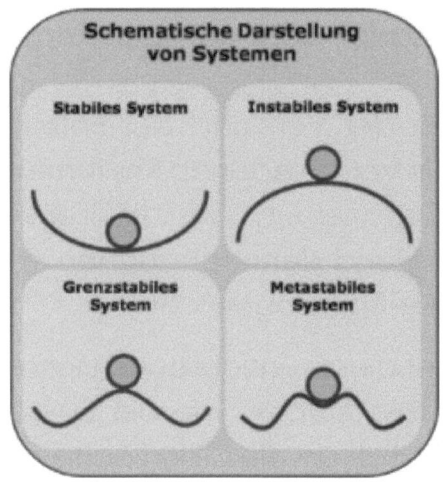

Bei extremen Störfaktoren ist das Fließsystem überlastet, und der sogenannte letzte Störfaktor, der letzte Tropfen, bringt das Fließsystem in eine metastabile Lage, siehe Abbildung.

In dieser Situation wird das Fließsystem aus der stabilen Schaukellage, um im Bild zu bleiben, über den Rand hinaus geschubst in eine engere kleinere Schale, worin die Kugel nur noch weniger hin und herschaukelt, oszilliert.

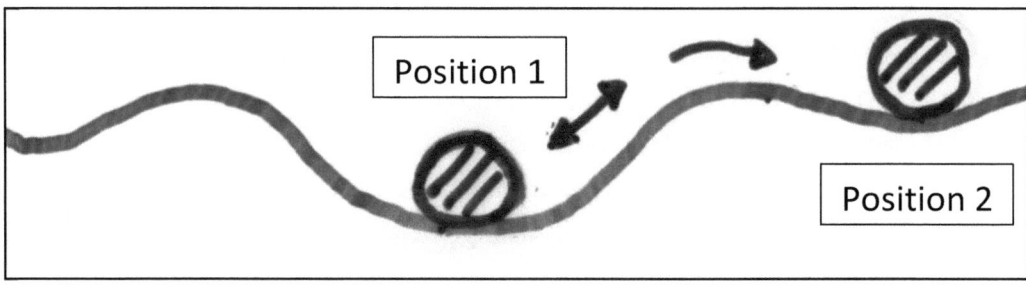

Das Fließsystem ist in Position 2 starrer gegenüber der Position 1. In der Naturheilkunde spricht man bei Position 2 von einer Regulationsstarre, die sich einem chronischen Zustand annähert.

In Position 1 kann das System zwar noch schwingen, aber es ist metastabil. Bei körperlicher Überanstrengung kann man schon bemerken, dass man schneller außer Atem kommt, dass man praktisch nicht mehr so leistungsfähig ist.

Das Fließsystems ist in Position 2 träge geworden, die Verdauungssäfte können ihrer Aufgabe, Gewebe und Organe zu reinigen und zu versorgen nicht mehr gut nachkommen.

Das Fließsystem hat die Grenze seiner Schwingungsfähig überschritten. Es funktioniert nur noch in kleinen Ausschlägen. Aus Sicht der Hydromechanik ist es nur noch metastabil.

Das Fließsystem ist sehr wichtig für die Gesundheit, für das Wohlergehen. Ist es aus dem Gleichgewicht, fühlt man sich nicht gut. Es treten Befindlichkeitsstörungen auf!

Ist das Fließsystem bereits in einer metastabilen Lage, dann ist man in dem Bereich, in dem man gemeinhin von Krankheit spricht.

Zirkuliert das System nur noch schwerfällig, geschieht die Versorgung und Entgiftung der 32 Milliarden Zellen nur noch auf niedrigem Niveau. Der Mensch ist im chronischen Bereich angekommen.

Der Versorgungs- Entsorgungs- und Entgiftungs-Prozess läuft vor allem über dieses Fließsystem ab. Nur darüber kann sich der Organismus erneuern, regenerieren. Das ist eine gute Nachricht.

Wenn es aber sich weiterhin verschlammt, was mit einem zivilisatorischen Lebensstil zu tun hat, kann eine Erneuerung nicht sattfinden.

Im Gegenteil:

- Darmschleimhäute sind entzündet
- Blähungen und Verstopfungen treten ein
- Bauchschmerzen

- Magenschmerzen
- das gesamte Unpässlichkeit-Programm bis hin zur neuesten Modekrankheit, die Fibromyalgie genannt wird.

Wer bietet eine bessere Lösung an als „Kijimea® Reizdarm"? Die Reklame dazu im Fernsehen gehört zum Thema Horizontverschmutzung: „Kijimea – es legt sich wie ein Pflaster auf die geschädigte Darmwand".

Heilung geht anders. Heilung geht nur über einen naturheilkundlichen Entgiftungs- und Ausleitungs-Prozess und nicht durch chemische Medikamente.

Das Fließsystem ist die permanente Müllabfuhr. Die Müllabfuhr, d.h. die Entsorgung ist wichtiger als die Versorgung. Ein wichtiger Grundsatz der Hydromechanik, der auch für das lebende System Mensch gilt.

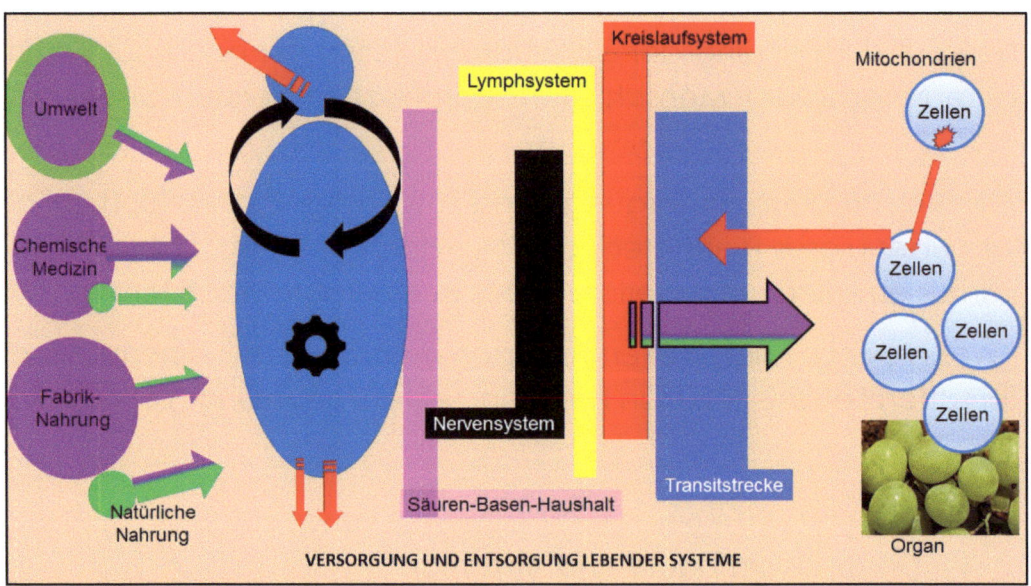

Abb. ©Gerhard Bruns

Die Müllabfuhr ist ständig, oft unsichtbar und symptomlos, im Gange.

Nur wenn „Sperrgut" anfällt wird man aufmerksam.

Es tut nun plötzlich weh, was im Verborgenen schon länger als eine unbemerkte Auseinandersetzung im Organismus stattgefunden hat:

- Die Haut ist plötzlich sichtbar entzündet
- Es bildet sich Eiter und

jetzt erst kommt eine Diagnose: Man ist plötzlich krank!?

Nein, nicht erst jetzt ist man krank, denn der Pickel, der Furunkel ist das Ergebnis eines bereits länger in Gang befindlichen zweckmäßigen biologischen Entgiftungs- und Ausscheidungsprozesses.

Krankheit und Gesundheit sind keine festen konstanten Größen wie Tag und Nacht.

Man ist nicht **entweder krank oder gesund**, so wie man es im Alltag oft aussagt. Viele Menschen fühlen sich krank, aber der Arzt findet nichts. Die Laborwerte sagen nichts aus.

Karl Valentin drückt diesen Zustand so aus:
„Gar nicht krank, ist auch nicht gesund"
Macht man sich den Krankheitsbegrifft von Prof. Dr. Reckeweg zu eigen, dann verliert Krankheit zu einem großen Teil ihre dämonische Bedrohung und ängstliche Ausstrahlung. Ohne Krankheit ist kein Leben möglich!

Pro. Dr. Heinrich Reckeweg formuliert es in seiner Homotoxinlehre, der Lehre vom Menschengift so:

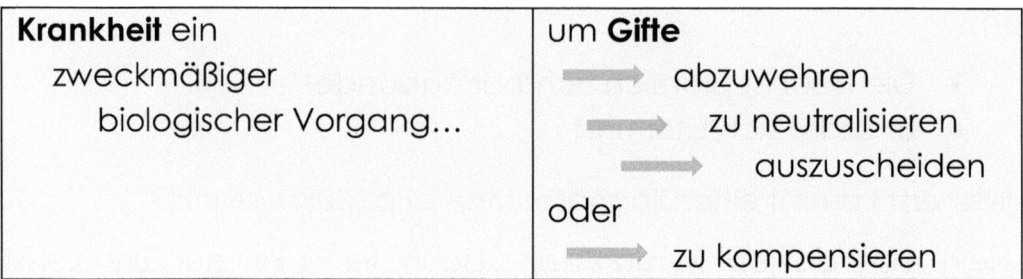

Krankheit ein zweckmäßiger biologischer Vorgang...	um Gifte ⟶ abzuwehren ⟹ zu neutralisieren ⟹ auszuscheiden oder ⟹ zu kompensieren

Naturheilkundliche Nahrungsumstellung – als Therapie

Wenn man erkrankt ist und seinen Hausarzt oder den behandeln-den Arzt im Krankenhaus fragt, wie man mit einer Diät oder Nah-rungsumstellung die Behandlung unterstützen könne, dann be-kommt man oft ein Achselzucken. Die Krankenhauskost spricht Bände und einer Pressemeldung zufolge geben 74,5 Prozent der Jungärzte noch 2006 eine Bildungslücke im Bereich „Ernährung" zu.

Dass das so ist, hängt mit der schulmedizinischen Diktion zusam-men, die darin besteht, eine Diagnose zu stellen, wie die Krankheit des Patienten zu definieren ist und wie die Krankheit zu bekämp-fen ist. Deswegen sind ein Großteil der chemischen Arzneimittel in der Roten Liste sogenannte Antimittel: Antiallergika Antibiotika, Antidiabetika, Antimykotika, Antiphlogistika, Antitussiva, Antihy-pertonika, usw.

Es überrascht also gar nicht, dass Ärzte in Sachen Ernährung so gut wie nicht ausgebildet sind, abgesehen davon, dass die Schul-medizin nur Diagnose bezogen handelt.

Eine naturheilkundliche Behandlung muss immer in einem ganz-heitlichen Rahmen erfolgen, sie muss immer auf den gesamten Menschen ausgerichtet sein.

Deswegen bedeutet eine naturheilkundliche Nahrungsumstel-lung bzw. Diät **nichts anderes als den Körper von seiner Verdau-ungsarbeit zu entlasten**

Dadurch wird Energie frei, weil der Organismus für Verdauung und Verstoffwechselung sehr viel Energien verbraucht, nämlich 30 % und mehr der gesamten Körperenergie.

Die durch Diät, Fasten usw. eingesparte Energie wird vom Organismus dankbar angenommen, um diese Energie für die körpereigene Regulation, für Entgiftung und eben Heilung einzusetzen.

Die Nahrungsumstellung bezieht sich im naturheilkundlichen Sinne daher nicht auf die in allen Kochshows im Vordergrund stehende Frage: **was wir essen**, sondern eher darauf:

- **wie wir essen**
- **wie** wenig wir essen oder
- **ob** wir gar fasten sollten.

Die stärkste Nahrungsumstellung ist

1. das klassische Fasten
2. die klassische Mayr-Therapie, auch Mayr Kur genannt, die eine Therapie zur Entgiftung und Sanierung des Verdauungstraktes ist
3. die Milde Ableitung nach dem verstorbenen Mayr-Arzt, Dr. Erich Rauch, die eine umfassende Blut- und Säfte-Reinigung für Arzt und Patient darstellt, die ebenso wie die Mayr-Kur von einem Arzt begleitet werden sollte
4. die risiko- und kostenfreie Selbsthilfe-Methode Bruns, die ich aufgrund langjähriger, auch persönlicher, Erfahrungen mit der Mayr-Therapie und der Blut- und Säftereinigung entwickelt und veröffentlicht habe zur Stärkung des Immunsystems

Diese Selbsthilfe-Methode Bruns basiert auf den Erkenntnissen und Prinzipien der Mayr Therapie, die von den Mayr-Ärzten in verschiedenen Formen ambulant und in Instituten weltweit angeboten wird.

Der Vorteil der Methode Bruns liegt darin, dass die Blut- und Säfte Reinigung nicht wegen einer notwendigen ärztlichen Begleitung innerhalb von 1-3 Wochen durchgeführt werden muss, sondern eine generell langfristig und milder angelegte Entgiftungs- und Regenerations-Methode ist.

Die Bruns-Methode bedeutet in den meisten Fällen jedoch Abschied vom bisherigen Lebensstil. Sie kostet nichts und erzeugt so gut wie keine sogenannten Erstverschlimmerungen und sie hält länger an, als die Mayr-Kur, die man nach spätesten einem Jahr wiederholen müsste, um das natürliche Fließgleichgewicht wiederherzustellen. Wer nicht wiederholt, verschlackt wieder.

Fazit:

Der bedrohten Gesundheit kann man nur begegnen, wenn man zuerst eine der vier beschriebenen „Nahrungsumstellungen" als Therapie durchführt, um den Körper in seiner Verdauungs- und Entgiftungsleistung zu unterstützen.

Es handelt sich um eine Therapie! Und zwar ist es die natürlichste und wirksamste Therapie, die echt heilt. Selbst bei chronischen Krankheiten kann sie in Absprache mit einem Heilpraktiker oder einem Arzt für Naturheilverfahren, einem Mayr-Arzt durchgeführt werden.

Einige Chronische Krankheiten bleiben in der Regel nur deswegen chronisch, weil der Lebensstil nicht geändert wird. Sie können oft nur auf dem Wege über ein Akutwerden eines Herdes heilen.

Wenn ein Herd, z.B. ein toter Zahn, akut wird dann ist echte Heilung in Sicht, wenn der akute Zustand nicht wieder chemisch unterdrückt wird. Ein toter Zahn sollte nicht mehr gerettet, sondern gezogen werden.

„Ganzheitliche Zahnärzte" wissen, welche Wechselwirkungen und Funktionsbezüge, welche Funktionskreise zwischen und Zähnen und dem gesamten Organismus eines Menschen bestehen. -

Wie im Übrigen Mann oder Frau, nachdem es ihnen besser geht, sich ernähren wollen oder sollten, das ist die Frage, die sich an diese Therapie anschließt.

Quellenverzeichnis und lesenswerte Literatur	
Verfasser	Titel
Anton Zeitlinger	Einsteins Schleier – Die neue Welt der Physik
Hierholzer, Schmidt	Pathophysiologie des Menschen
Prof. Dr. Pischinger	Das System der Grundregulation
Dr. Michael Worlitschek	Säuren-Basen-Haushalt
Prof. Dr. Lothar Wendt Prof. Dr. Thomas Wendt	Angiopathien, Eiweißspeicherkrankheiten, Autoimmunkrankheiten
Hans Ulrich Grimm	Die Suppe lügt
Prof. Dr. Heinrich Reckeweg	Homotoxikologie
Prof. Dr. Heinrich Reckeweg	Schweinefleisch und Gesundheit
Schmid, Rimpler, Wemmer	Antihomotoxische Medizin
Julius B. Fossberg	Pfusch nach Vorschrift Die Irrwege der modernen Medizin
Evans, Thornton, Chalmers, Glasziou	Wo ist der Beweis? Plädoyer für eine evidenzbasierte Medizin
Dr. Erich Rauch	Blut- und Säftereinigung
Dr. Erich Rauch	Heilung der Erkältungs- und Infektionskrankheiten (1967)
Dr. Erich Rauch	Lehrbuch der Diagnostik und Therapie nach F. X. Mayr

Brauchle	Naturheilkunde
Vernon Colemann	Wie Sie ihren Arzt abhalten, Sie umzubringen
Dr. Thomas Rau	Biologische Medizin
Dr. Joachim Mutter	Lass dich nicht vergiften
Dr. Joachim Mutter	Gesund oder chronisch krank?
Dr. J. Gleditsch	MAPS Grundlagen und Praxis der somatotopischen Therapie
http://www.fxmayr.com	Internationale Gesellschaft der Mayr-Ärzte
Jörg Blech	Die Krankheitserfinder- Wie wir zu Patienten gemacht werden
Dr. Gerhard Ohlenschläger	Naturheilkunde und Naturphilosophie u.a.
Gerhard Bruns	Bluthochdruck- Therapie ohne Nebenwirkungen
Gerhard Bruns	Schlafstörungen, Gesund schlafen - gesundes Leben
Gerhard Bruns	Wie stärke ich mein Immunsystem? Oder: „Leiden auf Rezept?" - Was kann ich selber tun?
Gerhard Bruns	Grippe, Erkältungs- und Infektionskrankheiten, ich helfe mir selbst
Gerhard Bruns	Gesundheit – Die Macht der Gedanken, ich helfe mir selbst

Abbildungen

Fotos und sonstige Abbildungen	• https://pixabay.com/de/photos • Wikipedia • Gerhard Bruns
Karte	Googlemaps

Über den Autor

Gerhard Bruns: geb.1940, Studium des Bauwesens an der TU Braunschweig, Dipl. Ing., Tätigkeit im Auslandsstraßenbau bei einer Ingenieurgesellschaft. Leitender Beamter in einem Landesministerium für Wirtschaft und Verkehr von 1971-1999.

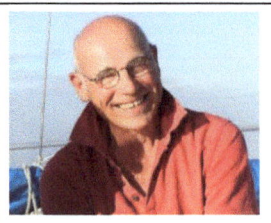

Lerchenstraße 11
26969 Butjadingen- Burhave
Tel.: 0049- 4733-323
Mobil: 0049 18370 28
Mail : gerhard.bruns@t-online.de
Internet: www.gerhard-bruns.de

1975- 1980 Studium Naturheilkunde u.a. bei Dr. Gerhard Ohlenschläger, Frankfurt, und seitdem bis 1999 nebenberufliche Praxis als Heilpraktiker.

Dr. Ohlenschläger, Wissenschaftler, Arzt und Glutathion-Preisträger, hat Bruns in seiner Ausbildung zum Heilpraktiker besonders geprägt, insbesondere auch durch seine Vorträge und Schriften z.B. über: „Freie Radikale, oxidativer Stress und Antioxidantien. Krankheitsverursachende, präventive und reparative Prinzipien in lebenden Systemen" und „Naturheilkunde und Naturphilosophie."

Von 2002- 20107 hielt Gerhard Bruns 26 Vorträge beim Butjadinger Forum Naturheilkunde und Medizin in Butjadingen, welche dann die Grundlage für seine Selbst-Hilfe-Ratgeber bildeten.

Zusammen mit der Ärztin Dr. Marlene Laturnus gründete er 2003 das Butjadinger Forum Naturheilkunde und Medizin, das 2018 das 15-jährige Bestehen feiert. (www.butjadinger-forum-naturheilkunde.de)

Seine Bücher sind wie folgt veröffentlicht:

Bluthochdruck – Therapie ohne Nebenwirkungen!
 (ISBN 978-3-7322-8928-8)
Schlafstörungen Gesundes Schlaf - Gesundes Leben
(ISBN 978-3-738608335)
Wie stärke ich mein Immunsystem? Oder: „Leiden auf Rezept?"-
Was kann ich selber tun?
 (ISBN 978-3-7357-8065-2)
Grippe, Erkältungs- und Infektionskrankheiten
-Ich helfe mir selbst (ISBN 9 783739 200910)
Gesundheit- Die Macht der Gedanken
Ich helfe mir selbst (ISBN 9 783741 299032)
Die bedrohte Gesundheit
Ich helfe mir selbst (ISBN 9 783741 299032)

Wattenmeer – Butjadingen am Weltnaturerbe (Bildband, Eigenver-
lag)
Bilder Butjadingen, binnendieks-butendieks (Bildband Eigenver-
lag)